ORGANIZADO POR
HÉCTOR ROSSO, ERIKA CABALLERO,
LUANA TONIN

Milagres e Mistérios

Vivenciados por Enfermeiras
e Enfermeiros

PRÓLOGO
JEAN WATSON

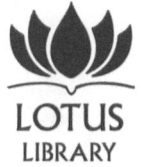

LOTUS
LIBRARY

MILAGRES E MISTÉRIOS VIVENCIADOS POR ENFERMEIRAS E ENFERMEIROS.

2022 Lotus Library. Copyright © Jean Watson LLC, 2022 Todos os direitos reservados.

O direito moral do autor foi assinado.

Todos os direitos reservados. Está proibida a reprodução total ou parcial deste livro, sua incorporação num sistema informático, nem a sua transmissão em qualquer forma ou por qualquer meio, nem a distribuição de cópias em qualquer forma de encadernação diferente daquela em que foi publicado e sem qualquer condição semelhante, incluindo este, sendo imposta em uma compra posterior, sem prévia autorização por escrito da editora.

ISBN 9798218055851

Desenhos dentro das páginas Julie Watson www.saatchiart.com/juliewatson

Diretora Editorial da Lotus Library: Julie Watson

Tradução do prefácio de Jean Watson do inglês para o Portuguesa Jefferson Jr: www.linkedin.com/in/jeffjunior/

Design da capa, tipografia, diagramação e ilustrações internas

Clare Connie Shepherd www.clareconnieshepherd.com

A Lotus Library é uma publicação do Watson Caring Science Institute, uma fundação sem fins lucrativos 501C(3).

Watson Caring Science Institute, 1701 West Hillsboro Blvd Suite 401 Deerfield Beach FL 33342 USA www.watsoncaringscience.org

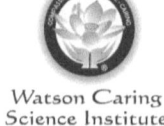
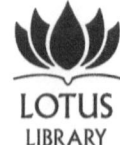
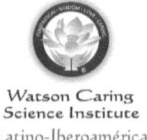

ORGANIZADO POR
HÉCTOR ROSSO, ERIKA CABALLERO,
LUANA TONIN

Milagres e Mistérios

Vivenciados por Enfermeiras e Enfermeiros

PRÓLOGO
JEAN WATSON

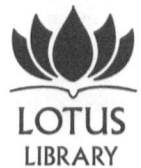

LOTUS
LIBRARY

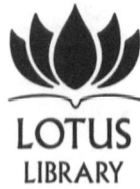

LOTUS
LIBRARY

Isenção de responsabilidade:

As histórias de milagres e mistérios nesta coleção são as experiências pessoais de cada autor. Incidentes e experiências subjetivas neste documento não representam necessariamente as opiniões do Dr. Jean Watson ou do Watson Caring Science Institute. Agradecemos a cada autor por compartilhar suas experiências extraordinárias, que refletem sobre os Mistérios e o desconhecido do viver e morrer.

Livro dos Milagres e Mistérios

Organizado por Héctor Rosso, Erika Caballero & Luana Tonin

Prólogo por Jean Watson PHD, RN, AHN-BC, FAAN, LL,(AAN)

Autores

Adelita Gonzalez Martinez Denipote
BRASIL 31

Adriana Silva
URUGUAI 39

Ana Inês Lourenço da Costa
PORTUGAL 43

Ángel Gustavo Díaz
ARGENTINA 51

Carmen Gloria Collao Avilés
CHILE 55

Erika Caballero Muñoz
CHILE 65

Haidy Rocío Oviedo Córdoba
COLÔMBIA 75

Héctor Rosso
URUGUAI / ESTADOS UNIDOS 85

Javiera Catalina Cerda Figueroa
CHILE 91

Luana Tonin
BRASIL 93

Luciane Favero
BRASIL 103

Luiza Maria Moura Dias Rodrigues
PORTUGAL 115

Márcia Leandra Ferreira Santos
PORTUGAL 121

María Cristina Márquez Saavedra
CHILE.. 131

Mayut Delgado Galeano
COLÔMBIA... 133

Mónica García Orozco
COLÔMBIA... 139

Naiane Ribeiro Prandini
BRASIL... 147

Silvia Ramírez
ESPANHA / URUGUAI..................................... 151

Prólogo dos milagres e mistérios compartilhados aqui

Quando entre neste espaço sagrado e leia essas anedotas e relatos pessoais de milagres e mistérios vivenciados por enfermeiros e colegas, você pode experimentar um sentimento de descrença. No entanto, eles refletem fielmente a experiência da pessoa e da situação. Aos olhos do espectador ou do leitor elas são verdadeiras. Em vez de rotular ou classificar internamente os diferentes milagres e mistérios relacionados abaixo, preferi simplesmente dar-lhes o nome de seu autor sem qualquer interpretação. Como disse Heidegger, quando algo é expresso de forma tão profunda, autêntica e comovente, os milagres falam por si. Não há mais nada a dizer, exceto convidá-lo a ler, apreciar, reverenciar e saborear a delicadeza das maravilhosas incógnitas da vida, que só podem ser consideradas um milagre!

E, depois de entrar neste espaço, é possível deixar de acreditar em milagres? Espero que você se permita ver, perceber e apreciar todos os milagres em sua vida.

Jean Watson ♡

Você acredita em milagres? Enfermeiros acreditam

O que é um milagre?

O que significa milagre?

Bem, no meu dia a dia, vejo diferentes tipos de milagres.

Quando você aparece diante de um paciente que estava esperando por você...

Quando você vê uma sugestão de sorriso em alguém que está perdendo sua última batalha.

Esses tipos de milagres acontecem o tempo todo, o problema é que estamos muito ocupados para realmente vê-los....

O que fazemos, dando o nosso melhor a cada momento, mesmo nos momentos mais difíceis... é realmente um milagre.

Então, apenas sinta o momento e deixe que esses milagres nos deem a harmonia que precisamos como seres humanos.

Mónica García, Enfermeira registrada, especialista em UTI, MSN Instituto Nacional de Cancerologia, Bogotá, Colômbia.

O que é o mistério?

Vive no mar ou na árvore que cresce.
Você pode ouvi-lo, se você ouvir, no vento que sopra.
É no rio que deságua no mar.
É o som na alma do qual ela se liberta. E vive no riso das crianças que brincam. E no sol ardente que ilumina o dia.
Move os planetas e todas as estrelas brilhantes. Ele tem impulsionado o movimento das montanhas desde o início dos tempos.

Ó Mistério, você está vivo; Eu sinto você ao meu redor
Você é o fogo em meu coração; você é o som sagrado.
Você é toda a vida; É para você que eu canto.
Conceda-me o poder de sempre sentir você em tudo.

Vive nas ondas quando quebram na praia.
Eu vi isso nos objetivos que tentamos alcançar.
Eu sinto isso na luz e sei o quanto é importante.
Reconheço em seu sorriso, meu amor, quando nossos corações se tocam.
Mas quando eu sinto que é melhor é quando eu escuto dentro de mim.

Como uma lua branca cintilante, eu ouço seu chamado. E eu sei que você vai me transportar, eu sinto como a corrente que circula no oceano, meu coração está aberto.

Ó Mistério, você está vivo; Eu sinto você ao meu redor. Você é o fogo em meu coração; você é o som sagrado. Você é toda a vida; É para você que eu canto.

Jeremy Jeremy Geffen, médico oncologista, amado ser humano e membro fundador do Watson Caring Science Institute, Boulder, Colorado, Estados Unidos.
(falecido em 2015)

"Alguém tem a menor ideia do tipo de poder que estamos invocando tão casualmente?

Ou, como suspeito, será que ninguém acredita em uma única palavra disso?...

... É uma loucura as senhoras usarem chapéus de ráfia e veludo para ir à igreja; devemos todos usar capacetes de proteção.

Os porteiros devem distribuir coletes salva-vidas e sinalizar; eles deveriam nos levar aos bancos da igreja com chicotes. Porque o deus adormecido pode acordar um dia e se sentir ofendido, ou o deus acordado pode nos atrair para aquele lugar de onde ele nunca mais volta..."

Annie Dillard, Ensinando uma Pedra a Falar Milagres e mistérios abundam entre os grandes pensadores e poetas. Para se preparar para os momentos milagrosos dos enfermeiros, são necessários capacetes de proteção e ser chicoteado nos bancos. Nesse trabalho coletivo, enfermeiros compartilham o angustiante e o sublime, bem como suas experiências milagrosas e misteriosas, tanto pessoais quanto profissionais.

Independentemente de acreditarmos ou não em milagres, acho que não há dúvida de que todos queremos que eles aconteçam em nossas vidas. Ao enfrentar diariamente as experiências de vida/morte humana, os enfermeiros se deparam com fenômenos inexplicáveis que não se enquadram nas explicações dos modelos científicos.

Este trabalho coletivo, que relata as experiências daqueles enfermeiros que responderam ao chamado para compartilhar conosco seus profundos milagres e mistérios, é um fórum para compartilhar os milagres e mistérios da vida/morte. Supõe, portanto, a criação de um espaço para homenagear e evidenciar as incógnitas da vida-morte, fazendo com que a realidade dos milagres retorne às nossas vidas e ao nosso mundo. É um convite à criação de uma consciência do milagre que lhes permite entrar e afirmar-se no nosso mundo da vida. Milagres, no sentido de mistérios e inexplicáveis experiências não convencionais, podem ser mantidos em segredo, ignorados ou reprimidos devido à ausência de um espaço comum para compartilhá-los devido às nossas regras e normas institucionais e culturais. E, no entanto, em algum nível, a maioria das pessoas acredita em milagres ou pelo menos tem momentos em que cedeu ao que não conseguia entender ou acreditar e, em vez disso, aceitou como atos de graça. Como uma enfermeira escreveu: "Quando estamos na presença de pacientes que nos confiaram seus cuidados, podemos estar entrando, conscientemente ou não, em um espaço espiritual muito sagrado".

Os seguintes milagres são histórias sagradas que, homenageando a santidade do ser, do conhecido e do desconhecido, falam por si. Esta compilação abrange as maravilhas de não saber na vida/morte e além. Como escreve outra enfermeira: "Sempre deixo espaço para o misterioso. É o material de que a vida é feita." Neste trabalho abrimo-nos às experiências daquilo que menos conhecemos, transcendendo o logos, prestando homenagem ao pathos, para além das explicações lógicas empíricas, habitando o desconhecido e não sabendo ao mesmo tempo que abraçamos um ethos interior de mistério e milagres que surpreendem as pessoas.

Prestar homenagem ao fenomenologicamente desconhecido é abrir a porta para que milagres e mistérios aconteçam; é habitar ombro a ombro, o físico com o não-físico/metafísico, honrando a intuição, o paranormal, outras dimensões da realidade, a presença de anjos "entre nós", revelando fenômenos maravilhosos, inexplicáveis e muitas vezes místicos atribuídos a crenças e práticas da humanidade ao longo do tempo e do espaço.

Milagres – Definições:

Milagres escapam das definições. Da mesma forma que a arte é vista e determinada de acordo com o "ver" de cada pessoa, os milagres também são reconhecidos apenas pelos olhos e pelo mundo de quem os vivencia.

No entanto, fontes convencionais e definições de dicionários dizem:

> "...um milagre é um evento, coisa ou ação extremamente extraordinária..."

A definição da palavra de acordo com o dicionário Merriam Webster é:

> "Um evento que se manifesta através da intervenção divina, um evento maravilhoso."

Um estudo do Pew Research Center mostrou que os jovens, a chamada geração do milênio... professam uma crença generalizada na vida após a morte, no céu, no inferno e em milagres (Pew Forum on Religion, 2010).

De acordo com a Bíblia, um milagre (muitas vezes o resultado esperado de orações) é um fenômeno ou ato sobrenatural.

"Um milagre é um fenômeno que não pode ser explicado pelas leis conhecidas da natureza. Os critérios para classificar um evento como um milagre variam.
Textos religiosos como a Bíblia ou o Alcorão declaram a existência de um milagre e os crentes podem aceitá-lo como um fato."
"Por isso vos digo que tudo o que pedirdes em vossas orações, tende a convicção de que vos foi concedido e será seu."

Nos tempos bíblicos, a Bíblia inspirava a fé por meio de milagres e orações. Há orações universais que, invocando fenômenos desconhecidos, se espalharam pelo mundo; são apelos à intervenção divina; um chamado aos anjos e aos mistérios além das crenças e expectativas usuais. Realmente, com todas as pesquisas que temos hoje sobre o poder da oração, que a ciência convencional não consegue explicar, é necessário levar a oração a sério como um ato de cura. Indo além das definições, um colega meu, diretor médico e cirurgião cardiovascular na Flórida, me confidenciou: "Há tantas pesquisas sobre oração que considero antiético não orar por meus pacientes antes de serem operados". Ele acrescentou: "Nenhum dos meus pacientes tem um problema, exceto um que disse: 'Eu não me importo, mas se for importante para você, que é o cirurgião, por favor, ore.' Por causa da bolsa de pesquisa original e contínua do Dr. Larry Dossey e da atenção científica que o poder da oração recebeu, a medicina convencional veio a proclamar: "A oração é um bom remédio" (Dossey,1997).

Entre os estudiosos pré-cristãos, o bispo, filósofo, teólogo e santo da Igreja Católica, Santo Agostinho, (354 – 430), proclamou que havia apenas um milagre – a própria criação... todos os milagres refletem a natureza criativa de Deus. Em seus escritos, ele relata inúmeras experiências pessoais nas quais testemunha milagres de cura durante suas viagens. Seus textos continuam a ser estudados ainda hoje. No entanto, nossas mentes modernas, lógicas, científicas e racionais não sabem o que fazer com os milagres, sejam eles da era bíblica de origens pré-cristãs, pesquisas, notícias regionais de televisão, notícias internacionais ou experiências modernas das pessoas, incluindo as histórias de milagres de enfermeiros. No entanto, as pessoas ao redor do mundo continuam a falar de milagres e continuam a acreditar em milagres, desafiando as leis e explicações da ciência. Pesquisas realizadas na última década indicaram que uma grande porcentagem de pessoas acredita em milagres:

> "Oito em cada dez pessoas acreditam em milagres";
> "Na verdade, quase 80 por cento dos americanos dizem que acreditam em milagres." (postagem cristã)

Agora, no mundo de hoje, a qualquer milagre contemporâneo e moderno é atribuído algum tipo de explicação racional. Buscamos explicações para explicar coisas que são contrárias às leis da natureza. No entanto, ainda existem incógnitas nas leis divinas universais que também podem fluir em harmonia com a natureza e os processos naturais e ainda não podem ser explicadas racionalmente.

Em outro nível, talvez não seja que os milagres sejam contrários às leis da natureza, mas sim que estejam fora do que conhecemos da natureza. Nossas leis naturais são o que determinam a ordem natural e as explicações racionais; no entanto, mesmo quando os milagres são explicados cientificamente, a maravilha, a admiração, o mistério e o milagroso desaparecem do nosso mundo da vida, reduzindo a esperança e a possibilidade da existência de algo divino fora da mente humana.

A poesia transcende e ainda encontra o divino na ordem natural das coisas. Por exemplo, Emilly Dickinson evocou o devaneio e o êxtase entre os trevos e as abelhas

Ele nos convidou a ir além da lógica, a entrar na transcendência que existe dentro da natureza e das leis naturais.

Para fazer um prado você precisa
de um trevo e uma abelha
Um trevo e uma abelha, E
devaneio.
Sonhando vale a pena, Se houver
poucas abelhas.
Emily Dickinson

Ken Wilber, um estudioso de renome mundial no campo da filosofia da ciência, explorou questões poéticas contemplativas e experiências que escapam à explicação científica. Ele destacou e revelou que todas as tradições contemplativas visam ir para dentro e transcender a razão como tal. (Wilber, 2000: 271, em Watson, 2018: 62). Como ele apontou, a exploração pessoal do "não-saber", que é uma forma de conhecer, visa afirmar níveis superiores de consciência – abraçando diretamente experiências como o amor... baseado em centenas de anos de introspecção experimental por sábios e iogues que têm verificação coletiva (Watson, 2018: 62).

E a metafísica, os milagres e os mistérios - o existencial-espiritual?: o 10º Processo Caritas

Este livro é uma compilação de histórias de enfermeiros ligados aos dez processos Caritas® da Teoria do Cuidado Transpessoal de Watson: (www.watsoncaringscience.org).

Os dez processos Caritas (que transmitem amor, compaixão, sabedoria e cuidado) descrevem os elementos universais essenciais do cuidado humano que são o cotidiano dos enfermeiros. Esses processos muitas vezes não são reconhecidos e podem permanecer ocultos e não compartilhados devido à cultura profissional científica e objetiva dos hospitais institucionais e da medicina empírica orientada para a técnica.

O décimo processo da Caritas:

Abra-se para mistérios e incógnitas existenciais e espirituais - tornando os milagres possíveis.
(Watson, 2008, 2018).

Em meu livro de 2008, Enfermagem: A Filosofia e Ciência do Cuidar, expliquei o que queria dizer com este processo da Caritas. Reconheci que às vezes esse processo específico de cuidar é o mais difícil de entender.

"O que estou tentando dizer é que nossas mentes racionais e a ciência moderna não têm todas as respostas sobre a vida, a morte e todas as condições humanas que enfrentamos. Temos que estar abertos a incógnitas que não podemos controlar, a ponto de permitir que o que podemos considerar um "milagre" entre em nossas vidas e em nosso trabalho. Esse processo também reconhece que o mundo subjetivo das experiências internas de si mesmo e dos outros é, em última análise, um fenômeno, um mistério inefável, determinado por muitos fatores que nunca podem ser totalmente explicados. "... afinal, moramos no mistério; a vida não é um problema para resolver, mas um mistério para viver. Os problemas humanos existem na ambiguidade, paradoxo e impermanência; sofrimento, cura, curas milagrosas, sincronicidade fazem parte da dinâmica de possibilidades que vibram em nossa consciência evoluída... a enfermeira consciente da Caritas 'permite o milagre'; sustenta a esperança e a fé do paciente para que o milagre aconteça... está aberto a incógnitas, a eventos de ordem superior, mesmo dentro da estrutura precisa da ciência médica moderna e do tratamento concreto. Portanto... está sempre aberto ao mistério de uma ordem mais profunda do universo que ocorre dentro de uma perspectiva mais ampla do que a mente humana pode acomodar."

Watson, 2008 191-192

O cuidado unitário como ciência sagrada - convidar os milagres

Coloquei esta compilação de "convite aos milagres" no quadro da visão de mundo da Ciência do Cuidado Unitário como uma ciência sagrada (Watson, 2018, 2005; Watson e Smith, 2002). Este contexto de "consciência milagrosa" unitária é um convite para que o sagrado, o espírito e o mistério retornem ao nosso mundo de vida e trabalho. A própria noção de "unitário" já reconhecia, nos estudos sobre seres humanos unitários do início dos anos 1970, a pandimensionalidade irredutível e indivisível dos humanos. A pandimensionalidade, e mesmo a transdimensionalidade da energia, são observadas como algo não linear, sem atributos espaciais ou temporais; padrões de ondas que mudam continuamente de uma frequência mais baixa para uma mais alta (trabalho de Rogers no início dos anos 1970 sobre seres humanos unitários).

A natureza da teoria do cuidado transpessoal, o cuidado unitário e a ciência sagrada destacam pressupostos como:

1. Cada momento transcende o tempo, o espaço e a fisicalidade.
2. A consciência é a energia que se manifesta em ondas de energia de alta frequência.
3. As experiências humanas são tanto imanentes quanto transcendentes - abertas e contínuas com a evolução da consciência unitária do universo.

Nesta visão evoluída, o pensamento unitário é uma forma de "vivenciar o infinito" (Smith, 1999). "Vivenciar o infinito" é descoberto nessas histórias e momentos milagrosos de enfermeiros. Nas histórias, há uma percepção de transcendência do mundo físico e material; uma expansão do tempo e do espaço; o desdobramento e aceitação do mistério, conexão espiritual, estados alterados do ser, maravilhas místicas, outras dimensões de outras realidades e Amor Divino. (Smith, 2010; Watson, 1988, 2018).

Essa perspectiva metafísica unitária é menos arrogante, menos piedosa e mais acessível, mais autêntica (Lather, 2017); revela muitas formas de experiências espirituais com o divino, nas quais milhões de pessoas ao redor do mundo vivem, tem fé e acreditam. Lather sugeriu que fizéssemos novas perguntas sobre nosso mundo real: como seriam as práticas para apelar ao sagrado? Esta obra homenageia e afirma: Tudo o que se experimenta é sua própria verdade. Como Heidegger apontou, histórias comoventes falam por si.

Milagres e mistérios transcendem o conhecimento racional, padrões de pensamento, mentalidades habituais e o "ter sentido". No entanto, milhões de pessoas ao redor do mundo experimentaram o que chamam de mistérios, milagres e fenômenos inexplicáveis. Da mesma forma, as culturas não-ocidentais parecem reconhecer os milagres mais livremente.

Por exemplo, em minha experiência, na Índia, Filipinas, América do Sul e África, milagres são bastante normais. No México e em outros países de língua espanhola, há uma abertura e uma celebração de milagres no mundo da vida e da morte. Em uma conferência recente da qual participei com 500 enfermeiros no México, pedi a todos que haviam experimentado um milagre que levantassem a mão. Foi impressionante ver quase todos os enfermeiros na plateia levantarem as mãos. No entanto, nossas instituições e nossas visões de mundo científicas e convencionais não deixam espaço para as noções metafísicas e místicas vivenciadas pelos enfermeiros. Por exemplo, fenômenos como consciência não local, energia, alma, estados alterados de consciência, coincidências, fenômenos místico-psíquicos e sobrenaturais, a presença de anjos, aparições, fantasmas, o não-racional, os guias espirituais, etc.

OS 10 PROCESSOS CARITAS®

1. Aceitar os valores humanístico-altruístas diante da prática da bondade amorosa, a compaixão e a equanimidade consigo mesmo e com os outros.

2. Estar verdadeiramente presente, possibilitando um sistema de fé de esperança e de valores; honrar o mundo subjetivo interior, a própria vida e a vida dos outros.

3. Ser sensível a si mesmo e aos outros cultivando suas próprias práticas espirituais; ir além do ego e do eu em direção à presença transpessoal.

4. Estabelecer e manter relacionamentos baseados em amor, confiança e cuidado.

5. Permitir a expressão de sentimentos positivos e negativos, mantendo-se verdadeiramente presente para ouvir os outros.

6. Encontrar uma forma criativa de resolver problemas e buscar soluções por meio do processo de cuidar; o uso integral de si e da própria capacidade nas práticas de cuidado-cura através do uso de todas as formas de saber/ser/fazer/devir.

7. Envolver-se em estudo e ensino transpessoal no contexto da relação de cuidado; permanecer no quadro de referência dos demais, evoluindo para um modelo de desenvolvimento focado na melhoria da saúde e do bem-estar.

8. Criar ambientes de cura em todos os níveis, incluindo um ambiente energético sutil adequado para uma presença autêntica durante o ato de cuidar.

9. Assistir com respeito às necessidades básicas como se fossem atos sagrados, impactando a mente, o corpo e o espírito dos outros e nutrindo a dignidade humana.

10. Abrir-se ao espiritual, ao misticismo e ao desconhecido, possibilitando os milagres.

Os anjos

ANJOS Você pode ver um anjo a qualquer hora, em qualquer lugar. Claro que você tem que abrir os olhos para uma espécie de segundo nível, mas não é muito difícil. A questão do que é realidade e do que não é nunca foi resolvida, e provavelmente nunca será resolvida. Então eu não me importo se eu for muito categórico sobre as coisas...

María Oliver
Cavalos Azuis;
Poemas(www.goodreads.com/wok/quotes/40167110)

"juntamente com uma nova visão da ciência, do nosso mundo, do nosso universo. Percebemos que podemos reencantar, reespiritualizar nosso mundo; podemos tornar cada momento sagrado, mesmo em culturas seculares, materialistas e corporativas. Assim, praticamos a gratidão por cada dom da vida – abraçamos a beleza, a verdade, a honestidade, a criatividade, a poesia, a música, a literatura, o teatro e a arte… acordamos e entramos… no espírito humano, no coração e na alma de 'uma vida preciosa', a nossa e a da poetisa Mary Oliver."

Watson, 2018: 58, 59

JEAN WATSON

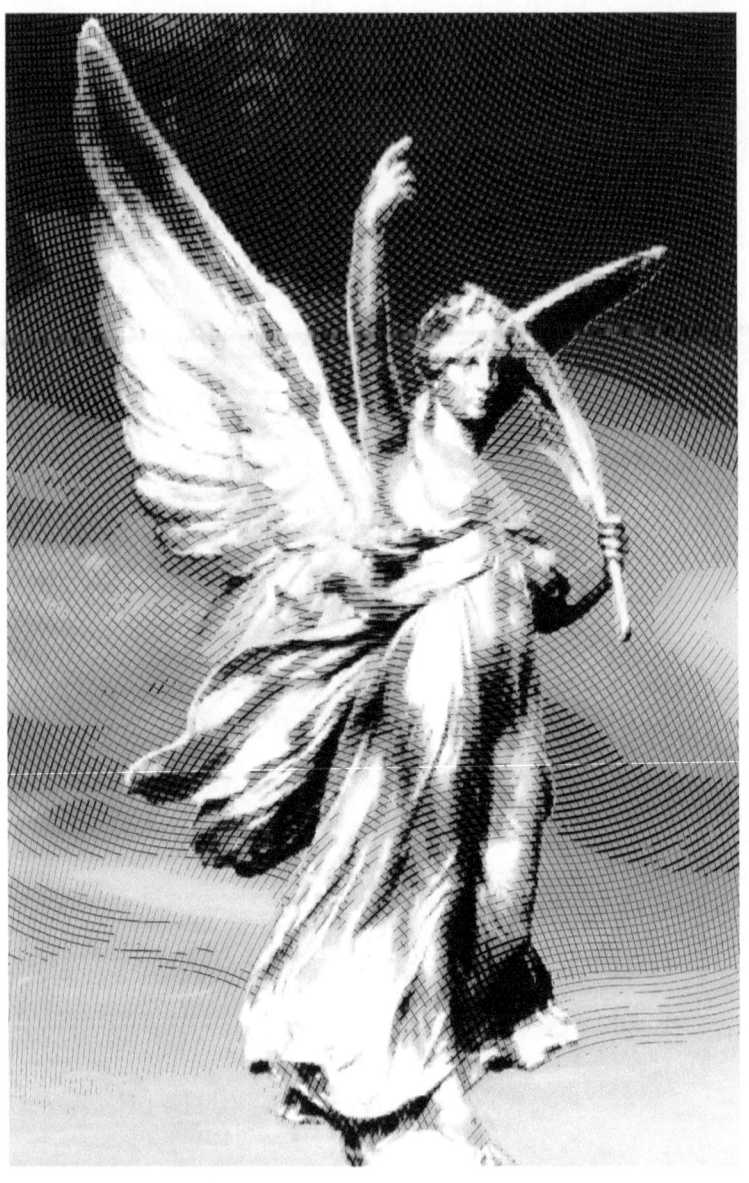

A partir desse despertar consciente, podemos precisar de novos óculos escuros e capacetes de proteção para "ver" de outra forma, para nos prepararmos para milagres, mistérios, incógnitas, paradoxos, anjos, ambiguidades, misticismo, oração, fé, confiança, gratidão, bênçãos e a alma que os enfermeiros testemunham aqui.

Estou te contando a verdade. Se a sua fé for pequena como um grão de mostarda e você disser a esta montanha "Mova-se daqui para lá", ela se moverá.
Nada será impossível para você.

Marcos 17:20.

Conclusão:

Nesta compilação, oferecendo histórias e cenas de suas experiências pessoais de mistério/milagres, enfermeiros se unem a santos e iogues, poetas, artistas e escritores inspirados ao longo dos tempos. Os enfermeiros são de maneira especial, testemunhas e protagonistas de múltiplos milagres, em pequenas e grandes formas; milagres inimagináveis ou inexplicáveis. Milagres acontecem, de maneiras que não se encaixam em nossas experiências habituais, e que abrem nossos corações e mentes para refletir sobre anjos, intervenção divina, místicos e desconhecidos. Esta compilação anima, reinspira e encanta o mundo da saúde, unindo-nos através de nossas crenças humanas compartilhadas.

Talvez seja aqui que todos seremos convidados a furar esse véu sutil entre o aqui e o ali e, no sonho, curvar-nos diante daquilo que faz cada um de nós participar de um universo divino e milagroso. Nas palavras de poetas e cientistas, neste trabalho, validamos Walt Whitman: "No que me diz respeito, tudo é um milagre" e Einstein: "... Viva sua vida como se nada fosse um milagre ou como se tudo fosse um milagre. Saber pouco é perigoso. E saber muito também é." Depois de ler essas histórias e momentos metafísicos, misteriosos e milagrosos de enfermeiros, as perguntas retóricas que ficam são:

Você acredita em milagres?

Você pode acreditar nesses milagres como eles foram testemunhados e contados pelos enfermeiros?

Acredite ou não, você pode encontrar milagres em sua vida?

REFERENCES

February 2nd 2018: Christian Post: Retrieved from: https://www.christianpost.com/news/survey-9-in-10-americans-believe-in-miracles.html)

Dickinson. Emily (1924). A clover and a bee. In *The complete poems of Emily Dickinson.* Boston, MA: Little, Brown.

Dillard, Annie (1982). *Teaching a stone to talk*: *Expeditions and encounters.* New York: Harper & Row, pp. 40 – 41.

Dossey, L. (1997). *Prayer is good medicine.* San Francisco: Harper.

Lather, P. (2017). *(Post) critical methodologies: The science possible after the critique. The selected works of Patti Lather.* New York: Routledge.

Mark 11:24. *King James Bible*.

Oliver, Mary (2009). *Mysteries yes. Evidence: Poems by Mary Oliver.* Boston, MA: Beacon Press.

Pew Forum on Religion (2010). Retrieved from: (https://www.npr.org/templates/story/story.php?storyId=124007551)

Rogers, M. E. (1970). *An introduction to the theoretical basis of nursing*. Philadelphia, PA: FA Davis.

Smith, M. C. (2010). Nursing and Discipline of Nursing. In M. C. Smith and M. E. Parker (Eds), *Nursing theory and nursing practice*. Philadelphia, PA: FA Davis.

Watson, J. (2005). *Caring Science as sacred science.* Philadelphia, PA: FA Davis.

Watson, J. (2008). *Nursing: The philosophy and science of caring.* (Rev. edn.) Boulder, CO: University Press of Colorado.

Watson, J. (2018). *Unitary caring science: The philosophy and praxis of nursing.* Louisville, CO: University Press of Colorado.

Watson, J., Smith, M. C. (2002). Caring science and the

science of unitary human beings: A trans-theoretical discourse for nursing knowledge development. *Journal of Advanced Nursing.* 37(5), 452- 461.

Wilber, K. (2000) in Watson, J. (2018). *Unitary caring science.* Louisville, CO: University Press of Colorado, p. 62.

Adelita Gonzalez Martinez Denipote

Doutoranda do Programa de Pós-Graduação em Enfermagem

Brasil

O ano era 2012, eu era enfermeira obstétrica, pioneira no atendimento de partos domiciliares planejados em uma das capitais do sul do Brasil. Contava com uma equipe bem estruturada, recursos materiais e logísticos para atendimento. Na minha prática obstétrica, já compreendia que a assistência à gestante transcendia o corpo físico e era preciso ter uma visão mais ampla da existência humana e, às vezes, lançar mão de alguns recursos alternativos para acessar as diferentes dimensões existenciais. Com o desejo de ampliar e aprofundar meus conhecimentos sobre a sabedoria ancestral da assistência ao parto, embarquei em uma viagem de imersão ao interior do país para aprender esse ofício com as parteiras tradicionais. Foi então que, na pequena e mística cidade de Alto Paraíso de Goiás, e apesar de trabalhar em obstetrícia há dez anos, me consagrei como parteira da alma. E é este breve, mas profundo rito de passagem que compartilho com vocês.

Muitos jovens de todo o mundo vieram morar na cidade em busca de paz, espiritualidade e uma vida mais natural. Os bebês geralmente não nasciam ali, não havia atendimento médico hospitalar especializado e os que ali nasciam, nasciam acidentalmente ou em casa, sem assistência profissional. A única parteira da cidade havia se aposentado e estava ensinando seu ofício a pessoas de fora como eu, interessadas em cultura e conhecimento tradicionais. Assim que souberam da chegada de uma enfermeira obstétrica na cidade, as gestantes imediatamente organizaram uma reunião coletiva e aproveitaram para esclarecer dúvidas sobre o parto. Preparei os temas para trabalhar com elas, mas foi no último encontro que algo peculiar aconteceu comigo. Nesse dia, os casais compartilharam seu histórico de gravidez, calcularam a data prevista de nascimento usando as fases da lua, encontraram e ouviram o coração do bebê sozinhos e desenharam seus bebês em suas barrigas.

Ao final da reunião, um casal, ele da Rússia e ela da Argentina, me ligaram de uma forma particular. Embora essa gestante já tivesse tido seu primeiro parto em casa, sozinha, e muito segura de si, ela me pediu para acompanhá-la neste segundo parto. Agradeci a confiança e o convite, mas respondi que não poderia atendê-la, pois entraria em trabalho de parto exatamente quando eu voltasse para minha cidade. Diante da situação, insisti que ela era uma mulher muito saudável, segura e preparada e que, como no primeiro parto, tudo acabaria muito bem, sem a necessidade de assistência profissional (como aconteceu com nossos ancestrais). Ela insistiu com firmeza, me olhou nos olhos e disse:

"Mas desta vez eu realmente preciso que você esteja comigo." Naquele momento senti que algo muito forte penetrou em minha alma e resolvi aceitar o convite para tranquilizá-la de alguma forma, embora dificilmente estivesse na cidade para atendê-la.

Os dias se passaram, vi o casal algumas vezes e a gravidez progrediu muito bem. Na noite anterior ao retorno à minha cidade, fui surpreendido por um telefonema às onze horas da noite. Eles me pediram para me arrumar porque eles viriam me procurar. Havia ocorrido o rompimento da bolsa e me pediram ajuda. Eu estava hospedada em uma fazenda no interior a oito quilômetros da cidade, e ela morava no topo de um desfiladeiro a dez quilômetros de distância. Logo após a ligação, alguns amigos chegaram para me levar ao local de nascimento. No caminho me avisaram que era um lugar isolado, sem eletricidade e de muito difícil acesso. Confesso que me senti um pouco desconfortável. A noite estava quente, com um céu claro cheio de estrelas e uma enorme lua cheia iluminando o caminho. Durante a viagem permaneci calada, introspectivo, e como nunca havia feito antes, senti uma vontade imensa de pedir proteção à força daquela lua.

O acesso foi muito difícil, subimos com carro de tração, enfrentando desníveis e muitas pedras. Chegamos ao local de nascimento, uma pequena casa circular de adobe com telhado de palha, construída pelo próprio casal, muito parecida com uma cabana indígena. Lá dentro estava muito escuro, uma única vela iluminava o quarto. A mulher, que estava de joelhos recebendo uma massagem nas costas do marido, olhou para mim e disse: "Que bom que você está aqui, estou me esforçando, mas o bebê não sai". Sorri e pedi para examiná-lo.

A frequência cardíaca estava boa. Porém, ao realizar o exame vaginal, pude constatar que um dos braços do bebê estava cruzado na vagina e dava para ver a mãozinha sair. O bebê estava em posição transversal, situação que exigiria imediatamente um parto cirúrgico. Em uma fração de segundo congelei, meus pensamentos estavam correndo, tentando acessar algum arquivo mental para saber o que fazer naquele momento. Respirei fundo e disse à gestante que ia buscar algum material na minha bolsa. Eu precisava ganhar tempo, mesmo sem tê-lo. Estávamos em um desfiladeiro, a cerca de quatro horas do hospital mais próximo, e carregar uma grávida com dilatação total com o bebê com o braço saindo da vagina não parecia a opção mais sensata para tentar salvar suas vidas. Internamente acessei uma cena de mulheres morrendo em suas casas durante o parto em um passado distante, na época medieval. Então, num ato de muita fé, pedi silenciosamente a Deus toda a força ancestral das parteiras para me orientar sobre o que fazer. Neste momento, ouvi uma voz sussurrar em meu ouvido "agora você deve ser uma parteira de verdade". Naquele exato momento eu sabia exatamente o que fazer. Com a confiança e dedicação da mulher que estava aos meus cuidados, e as manobras desajeitadas que tive que realizar com alguma dificuldade, a mão do bebê voltou ao útero e sua cabeça encaixou na parte superior da pelve. Ao monitorar a vitalidade fetal, não consegui ouvir seus batimentos cardíacos, então pedi para ela fazer força como nunca antes em sua vida, para que o bebê nascesse. Rapidamente e com agilidade ela se levantou da cama, pediu ao parceiro para apoiá-la debaixo dos braços, ela ficou em uma posição primitiva de cócoras e no segundo empurrão ela nasceu, com os braços abertos para o mundo, chorando alto. Alívio, paz e alegria iluminaram o ambiente.

Este foi um grande encontro transpessoal. Uma ao serviço da outra, saímos transformadas, restauradas. Sua alma sabia que tanto sua vida quanto a de seu filho precisavam ser cuidadas. Minha alma sentiu que precisava estar com eles no momento do parto. Esse episódio mudou minha vida profissional, a forma de entender e assistir a mulher e seu parto. Foi um verdadeiro rito de passagem, uma iniciação ao conhecimento antigo e aos mistérios da vida.

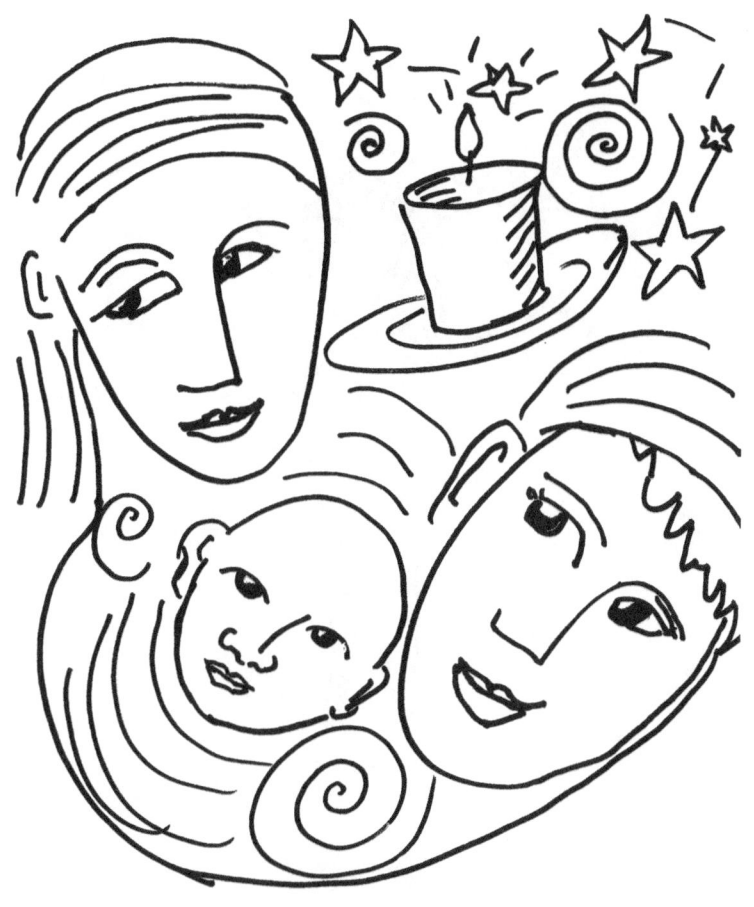

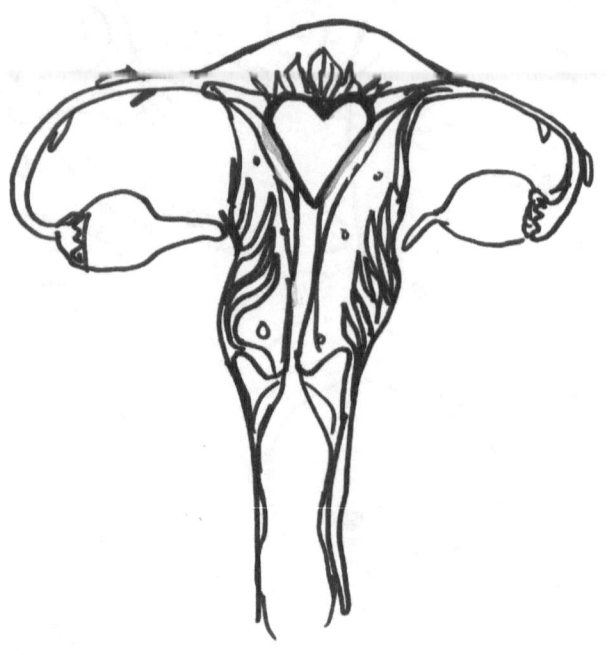

Adriana Silva

Bacharel em Enfermagem, Coordenadora do Cuidado Humanizado a Ciência do Cuidado, Uruguai, Caritas Coach®

Uruguai

Era uma noite de verão em janeiro de 2004. Minha mãe morreu enquanto eu estava ao lado dela. Ela foi o ser mais lindo que já conheci, honesta, íntegra, lutadora e uma mãe amorosa que me ensinou que a vida é vivida com valores.

Há menos de 2 anos, ela havia sido diagnosticada com câncer de mama.

Os médicos me informaram que a partir de agora o tratamento dele seria apenas para lhe dar qualidade de vida. A notícia foi devastadora. Apesar da minha formação como enfermeira, eu não conseguia entender o que estava acontecendo. Minha relação com minha mãe era muito próxima e só de pensar que não voltaria a vê la já era muito difícil.

Esses quase dois anos se passaram e não falamos sobre sua doença, ela não comentava nada e eu respeitava o seu silêncio.

Eu só me importava em vê-la feliz, e ouvir sua risada me dava muita paz.

Quando chegou o dia em que ela partiu em sua viagem final, era verão, estava quente, mas eu sentia frio. Eu a observei ir em paz.

Chorei muito e por muitos e muitos dias não dormia quase nada e a tristeza veio a tona, o tempo passou e não consegui me curar.

Uma noite fui dormir como de costume, e naquela noite aconteceu. Enquanto eu dormia um lindo sonho aconteceu. Lá estava ela, de pé ao lado da minha cama. Ao pegar minhas mãos, ela me disse: "Você tem que ficar calma, eu estou bem." Senti suas mãos finas segurando as minhas, sua presença e sua proteção eram tão reais que nunca duvidei que naquele dia ela veio cuidar de mim, me confortar e me proteger como fez ao longo de sua vida.

Acordei com uma paz que não sentia há muito tempo, e sua presença ainda me abraçava. Naquela mesma manhã contei ao meu marido, que me ouviu atento e surpreso, e com lágrimas nos olhos.

A partir de sua visita tudo começou a melhorar e consegui me curar. Toda vez que me lembro daquele momento, me emociono e as lágrimas começam a cair.

Mais de dezesseis anos se passaram e me lembro daquele momento tão emocionada quanto aquele dia, com a alegria de saber que tive uma mãe maravilhosa.

Hoje é o Anjo que guia meu caminho, minha professora. Não passa um dia que eu não me lembre dela. Compartilhei e compartilho com ela cada uma das minhas conquistas, com a certeza de que ela está sempre ao meu lado.

Eu me curei e aprendi a viver sem sua presença física, mas sua presença é constante, seu amor foi e é tão grande que me acompanhará para sempre.

Ana Inês Lourenço da Costa

Enfermeira de Saúde Infantil

Portugal

Uma história extraordinária guardada na minha memória.

"Eu sempre entregarei o melhor do meu passado para o futuro.
 E do meu presente."
 Álvaro Guerra, No jardim das paixões extintas,
 Dom Quixote, 2002
 Ao longo da minha vida profissional na área do cuidado de crianças, adolescentes e pais diagnosticados com cardiopatias complexas, tive a oportunidade de vivenciar diferentes situações de cuidado, muitas das

quais eu não achava que vivenciaria ou poderia existir.

Esse passado difícil de enfrentar, me moldou e me fez mais madura e mais forte para enfrentar o presente e o futuro. A busca de liberdade e paz em todas as situações que vivenciei me levou a um encontro mais profundo comigo mesma e com os outros.

Compartilho com vocês uma dessas histórias que ficaram gravadas na minha memória devido à relação próxima que estabeleci com a menina, que se tornou adolescente, com a irmã e com os pais, ao longo das várias internações, consultas e mesmo durante um encontro inesperado na praia, num momento de lazer, férias e descanso. Este encontro não planejado aproximou-nos, uniu-nos, marcou-nos e foi importante porque usei esta maravilhosa praia e o mar num contexto hospitalar; a adolescente estava passando por situações difíceis.

Quando conheci J., ela ainda era uma criança na idade pré-escolar que morava com a irmã gêmea, a mãe e o pai em uma cidade distante da capital. O diagnóstico feito ao nascer foi vivido com algum receio pelos pais, mas estes foram extremamente rigorosos na vigilância e controle da doença da filha, tendo criado cuidadosamente um ambiente de adaptação e normalidade.

Ao longo dos anos, compartilhei vários momentos de

exacerbação da doença e dos tratamentos, e vi como J. cresceu e se tornou uma adolescente cheia de projetos para o futuro.

Durante o percurso da doença, escutei as preocupações e medos de J. e seus pais, estabeleci com ela uma relação de proximidade e confiança, sempre os acompanhei com minha presença física, compartilhei planos de futuro e estratégias de adaptação à sua doença, eu escutei, chorei, fiquei em silêncio e abracei-os em várias ocasiões em que estávamos juntos. No entanto, às vezes ainda penso se não podia ter feito mais... Aqueles momentos foram tão intensos de viver que às vezes eu sentia que não queria estar ali, ver e sentir a perda e a fraqueza, ser espectador dessa comovedora fragilidade.

Para mim, o seu bem-estar e o alívio das dores físicas eram essenciais, pelo que intervim utilizando almofadas para ajudar na postura, mudanças frequentes na cadeira, massagens e ajuda na higiene corporal com muita delicadeza. Tocar a pele escamosa, seca, inflamada e frágil que apresentava novas feridas diariamente foi um desafio para mim. O respeito às vontades e desejos de J. e sua família, bem como o que era importante para eles, era uma prioridade. Percebi que respeitar o ritmo dela era fundamental, aquele ritmo tão diferente do meu, que era determinado pela minha vez, minhas preocupações, minhas prioridades e meu medo de falhar. Mas essa dor psicológica permaneceu em J. e em sua família e eu sabia que nunca poderia aliviá-la.

À medida que a doença avançava, a esperança, aquele motor que impulsiona a vida, o desejo e a felicidade, desvaneceu-se.

O desespero causado pelo insucesso do tratamento passou a permear o cotidiano, combinando-se com a exaustão, o medo e a incerteza. Como entender as limitações da ciência? E do homem?

Esperança... é difícil manter quando o castelo está desmoronando ao nosso redor, mas cada dia traz um novo desafio, uma nova história para escrever.

Era fundamental encorajar J. a ter um objetivo na vida, o que ela queria fazer no futuro, apesar de ter sido incentivada a trocar o sonho de ser cozinheira por outra profissão "com menos risco". Lágrimas e sorrisos fizeram parte da jornada de cuidado de J., e muitas vezes pensei, o que mais posso fazer?... Ainda sinto que tento me comunicar com as famílias nos momentos difíceis, mas reconheço que sou uma pessoa que dificuldade em adoçar as coisas e encontrar palavras poéticas para descrever situações dolorosas.

Para mim, a prática de algumas estratégias de autocuidado foi fundamental para sustentar a intensidade emocional dos cuidados de enfermagem prestados a J., e sua mãe no hospital. O comparecimento era exigente e os períodos de atenção eram emocionalmente perturbadores. Muitas vezes senti incerteza, medo e ansiedade. Como posso me preparar para enfrentar esse sofrimento? Era importante me sentir engajada, querer estar ali, confiar nas minhas capacidades de ajudar, de apreciar e de estar ali por completo, no sentido de dar.

A grande variedade de sentimentos e pensamentos de caráter existencial vivenciada por J. e sua mãe colidiu com o meu, deixando-me insegura. Depois de turnos difíceis, percebi que, ao chegar em casa, muitas vezes dizia à minha família: "Eu te amo muito!", para agradecer por tê-los ao meu lado saudáveis; para reunir, colher e guardar todas as coisas boas que aconteceram na minha vida; identificar pessoas especiais que cruzaram meu caminho e me ensinaram a cuidar e viver mais profundamente.

Só tenho a dizer à J. e à sua mãe que aprendi muito com eles e que lhes agradeço os momentos que vivemos juntos nesta longa caminhada rumo ao infinito, ao desconhecido.

Hoje, reconheço que há eventos na vida de outras pessoas que se cruzam com nossas vidas que são inexplicáveis, incontroláveis e injustificáveis.

Percebi que tenho uma força que pensava não ter, em um caminho de autodescoberta permanente. Existem simplesmente situações que você vive com intensidade!

A história de J. e sua família me permitiu confrontar minha própria fragilidade e minhas ansiedades e dúvidas. Tudo o que não faz sentido e não tem sentido perde espaço no contexto da vida atual. A pergunta que se coloca é: afinal, o que queremos viver?

Termino como comecei. Esta experiência tornou-me uma pessoa melhor, aberta e disponível para as diferentes situações que possam surgir na minha vida, levando para o futuro tudo o que aprendi no passado e tudo o que aprendo no presente.

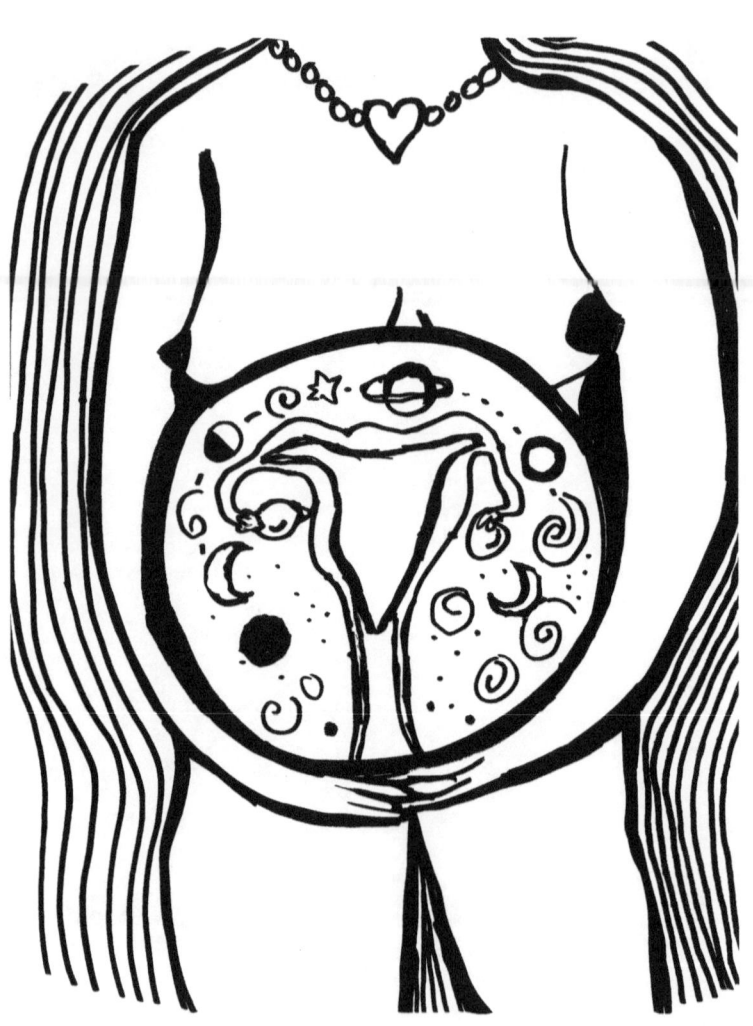

Ángel Gustavo Díaz

Ex-presidente da Federação Argentina de Enfermagem 2017-2019

Ex-vice-presidente da FEPPEN, membro WCSI LIA

Argentina

O milagre de Ramiro

Uma história extraordinária guardada em minha memória.

Na minha longa carreira passei por diferentes situações e momentos imprevisíveis. Acredito em milagres como em correntes de orações (os nomes são fictícios para a segurança do paciente).

15 anos atrás eu era chefe de cuidados intensivos em um Hospital de alta complexidade da cidade de Córdoba, Argentina, quando um jovem de 20 anos

deu entrada no hospital devido a um acidente de moto com fratura exposta do crânio, em estado de coma com assistência respiratória e com prognóstico reservado.

Jamais esquecerei a permanência de seus pais no corredor e os rostos de angústia permanente, submersos em profundo silêncio. Vinte dias após sua internação e cirurgia, notei que Ramiro havia mexido um pé. Imediatamente dei ordens à equipe para cuidar dele como se fosse viver, não morrer, o que é esperado devido à sua seriedade.

Todos os dias segurava sua mão e falava com ele, dizendo que seus pais estavam lá fora esperando por ele.

Depois de 6 dias Ramiro apertou minha mão pela primeira vez e assim continuamos. Começou a respirar por conta própria, tolerou a alimentação enteral, respondeu perfeitamente à medicação, não teve infecções hospitalares e recebeu todos os cuidados humanos possíveis. Não havia um dia que eu não falasse com ele e segurasse sua mão.

Ramiro começou sua recuperação. O trabalho do cinesiologista e da equipe de saúde que o atendeu foi excelente. Seus pais já tinham permissão para vê-lo e ter mais contato com ele, assim como seus irmãos e amigos durante o horário de visita.

Depois de longos 32 dias ele estava pronto para sair da terapia e decidimos transferi-lo para a enfermaria.

Fui vê-lo durante vários dias para saber como ele estava se recuperando. Um dia perguntei se ele sabia quem eu era, ele me disse que não, não mais do que seus pais lhe contaram.

Saí da sala acenando calorosamente e saí sorrindo. Não importava que ele não me conhecesse, eu sentia que a tarefa estava cumprida. Alguns dias depois, Ramiro estava em casa com a família para continuar sua recuperação.

Eu me senti feliz. Ramiro ficará na minha mente e no meu coração pelo resto da minha vida por todo o esforço feito para trazê-lo de volta à vida. Mesmo quando se acreditava que tudo aparentemente não valia a pena, não era hora de partir, parecia injusto para mim. Ele merecia mais uma chance. Devo agradecer a minha observação, intuição e teimosia que ajudaram um pouco, junto com um exército de anjos, para Ramiro estar vivo.

Carmen Gloria Collao Avilés

Doutora em Enfermagem

Chile

Evento de cuidado: meu milagre pessoal

Ana María, uma amiga de muitos anos, sabia que eu fazia radiestesia, então ela me pediu para ir ver seus pais, que moravam com Rosa, sua irmã, que é missionária religiosa.

Ela estava interessada em que ele visse a mãe para tentar, por meio de radiestesia, diminuir sua dor e permitir períodos mais longos de sono para recuperar suas energias. Assim, depois de duas semanas indo todos os dias à casa de Rosa, conversando muito com ela sobre a doença de seu pai, a possibilidade de sua mãe quase morrer e seu medo de que isso acontecesse, descobri, por acaso, problemas em sua coluna vertebral e a dor permanente que ela sofria em silêncio.

Ele me mostrou raios-x e ressonância magnética (RM). Eu me ofereci para tentar radiestesiar sua dor. Seus olhos brilharam com tal oferta e com a possibilidade de ter uma vida um pouco mais normal e sem tanto sofrimento.

Rosa tem 58 anos, é missionária religiosa desde 1973. Antes de fazer os votos, formou-se professora básica, o que fez com que sua congregação a designasse para trabalhar como professora em diversas cidades do país. Após ocupar o cargo de Diretora de uma Escola Católica, é transferida para a Bolívia, onde permanece por dez anos. Sente-se plena porque se consagra ao Senhor e, ao mesmo tempo, desenvolve sua profissão. Seu contato com as crianças através de seus ensinamentos a deixa muito feliz. Em 1986, ainda na Bolívia, sofreu pela primeira vez um desconforto intenso na coluna que a obrigou a consultar um médico. Nessa ocasião, ela consegue resolver seus males com medicamentos.

A família de Rosa é muito cristã. Seu pai era diácono em uma igreja próxima à sua residência até que seu precário estado de saúde o impediu de exercer seu ministério. A mãe, por sua vez, apoia todas as tarefas empreendidas com muito carinho e admiração.

Em 2000, Rosa retorna ao Chile, pois sua mãe está gravemente doente. Dessa forma, ela pede dispensa de sua congregação para assumir os cuidados de seus pais. Ambos são idosos, tem um estado de saúde muito comprometido, principalmente a mãe, uma mulher de 89 anos, com insuficiência cardíaca e doença de Alzheimer incipiente, que manifesta cansaço contínuo e queixa de dor, principalmente da perna esquerda, operada e com prótese de quadril. A idosa necessita de cuidados integrais com grande demonstração de força física por parte de Rosa para poder mobilizá-la, principalmente quando pede para ser levantada.

O pai, que passou por cirurgia de próstata e mal de Parkinson, está constantemente muito nervoso e constrangido, tanto por ver sua esposa cada vez mais comprometida, quanto por sua incapacidade de ajudar Rosa nos cuidados da mãe.

A conversa com ele também reflete muito medo pelo resultado, que ele supõe que acontecerá mais tarde. No entanto, o assunto da morte não é discutido na família, e isso o preocupa. O problema de coordenação motora e a tensão nervosa permanente do pai fazem com que ele caia regularmente, afetando emocionalmente Rosa, que não consegue atender os dois simultaneamente, embora não o expresse verbalmente.

O problema de coluna sofrido por Rosa há mais de vinte anos começou a piorar a ponto de ela decidir consultar um médico de trauma, que indicou uma ressonância magnética da coluna lombar, que em seu diagnóstico concluiu que era uma discopatia nas vértebras L5. –S1 com outras alterações do mesmo, somado a um pequeno nódulo discal que causa dor permanente na região e incapacidade de permanecer em decúbito ventral. No entanto, ele rejeita um tratamento oferecido e decide "suportar suas dores", como uma oferta ao Senhor. Suas doenças pioraram por dois meses, data em que sua mãe não consegue mais se levantar. No entanto, sua condição religiosa faz com que ele sofra sua dor intensa em silêncio, o que é acentuado pelo trabalho de mobilização exigido por sua mãe.

Do ponto de vista de Martha Rogers, os principais problemas de Rosa são do Fator

I (Interação), nos pontos de troca, comunicação e relacionamento. Do Fator II (Ação), nos pontos de movimento, escolha e valorização e do Fator III (Consciência), nos pontos de despertar, sentir e conhecer.

Tudo isso se traduz em dor; alguma impotência funcional; nervosismo por não conseguir realizar adequadamente as atividades de cuidar dos pais; certo esgotamento no papel de cuidadora, tendo em vista que já se passaram quase quatro meses de intensa atividade, principalmente com a mãe; estar ausente pessoalmente de sua vida religiosa e de sua vocação como professora; não pedir ajuda para ela; falta de conhecimento e habilidades para usar eficazmente suas energias.

Com este apoio científico, desenvolvi os meus próprios diagnósticos de Enfermagem e estabeleci com a Rosa as seguintes metas: Reduzir a sua dor de 10/10 (VAS) para 5 ou 4/10 (VAS), melhorar a mobilidade, de forma a permitir a desenvolver tarefas autoimpostas, e ajudar Rosa a enfrentar seus medos e temores diante da iminência da morte de sua mãe.

Propus as seguintes intervenções, sem prazos limitados: criar uma atmosfera de cuidado, acendendo incensos com aroma de bergamota; escuta ativa; radiestesia; consulta com um terapeuta floral; exercícios de mecânica corporal para evitar esforço excessivo; aumentar seus espaços de atividade fora de casa; ouvir CDs de relaxamento, meditação e cura; massagem sutil.

Desenvolvimento do processo de cuidado

O Processo de Cuidado inicia-se com a preparação de uma Atmosfera de Cuidado, entendendo-a como o ambiente que permite ao paciente sentir-se agradável, calmo, confortável e tratado como uma pessoa única e importante para o terapeuta, onde são realizadas terapias e cuidados adequados as exigências de suas respostas humanas.

Esse ambiente incluiu a disposição do quarto onde a pessoa que procura o cuidado fica para ser aquecido, perfumado com incenso que induz ao relaxamento e iluminado com velas. Que a cama onde ela se deita tenha a quantidade certa de cobertores para que ela se sinta confortável. Uma música de relaxamento muito suave é tocada e uma infusão de ervas quente é reservada para após o tratamento.

Assim que o Ambiente de Cuidados estiver pronto, iniciamos uma conversa sobre suas atividades antes de decidir voltar ao Chile para cuidar de seus pais. Ela me conta sobre os cuidados que tem com a mãe, como faz algumas atividades com ela, sobre seus medos com a morte da mãe e como é triste ver o nervosismo do pai. Pergunto como está se cuidando e ela confessa que um dia da semana sai para passear à tarde.

Avaliamos a área com dor e sua intensidade, que nesse momento em uma Escala Visual Analógica de 1 a 10 tem a pontuação máxima. No entanto, ele não se queixa, mas às vezes apresenta um leve desconforto. Pedi a ela para se deitar de bruços e a radiestesia é realizada da coluna cervical ao sacro, depois pela perna direita primeiro e depois pela esquerda, seguindo o caminho dos nervos ciáticos. Assim que o pêndulo parou de girar, massageei suavemente a área lombossacral por cerca de cinco minutos.

Peço-lhe para se virar e se levantar. Com grande surpresa, refletida em seu rosto, percebi que ela foi capaz de realizar os movimentos solicitados que eram impossíveis de realizar antes das terapias. Embora não se refira a sentir "algo especial" durante a realização da radiestesia, nem durante a realização da massagem sutil, indica grande alívio e "descompressão" da área afetada.

A segunda sessão realizada com intervalo de três dias continua a indicar algum alívio para seu desconforto, porém, observo nervosismo diante do estado de sua mãe, que tem oscilações que vão de "poder levantar-se" a dias em que ela mal recebe comida.

Derivado desse estado emocional comprometido, vou a uma enfermeira especialista em Terapias Complementares, que me acompanha para visitar a família. Ela realiza uma sessão de cura prânica para a mãe, que relaxa e dorme profundamente, e faz preparações de Florais de Bach para os idosos e para Rosa, que devem tomar quatro vezes ao dia. Um CD com música de relaxamento, meditação e autocura é fornecido para ela ouvir com seus pais.

Nas sessões subsequentes, ela afirma que a angústia e o medo que ela tinha desapareceram. As sessões de terapia foram espaçadas para duas ou três por semana. Embora a mãe não tenha apresentado sinais de melhora em suas doenças de base, ela relata não ter dores e ter um estado geral melhor, a ponto de pedir para se levantar e ser levada em cadeira de rodas até a cozinha, onde pede para ser levada permitindo ajuda em tarefas como descascar batatas ou secar pratos. O pai, por sua vez, também demonstrou algum controle sobre seu estado emocional: não está tão assustado e tenso esperando "a morte da esposa". Essas condições familiares também melhoraram o estado de espírito de Rosa, que parece feliz, apesar do cansaço do esforço de cuidar da mãe.

Proponho a Rosa que lhe ensine radiestesia para que ela possa tratar o desconforto de sua mãe. Nesse mesmo dia, sem saber dessa proposta, uma de suas irmãs lhe traz de presente um pêndulo, que ela toma como uma indicação divina de que deve aprender esse método para ajudar quem ama. Eu ensino a ela o básico. Começamos a programar seu pêndulo e depois de uma semana ela se atreve a fazer as primeiras sessões com sua mãe, que parece a cada dia melhor e sem aqueles desconfortos insuportáveis de três meses atrás.

Nestes momentos do tratamento dou especial ênfase às energias capazes de reduzir o nódulo existente nas suas vértebras. Vamos esperar até dezembro para ela ir a uma nova avaliação com o traumatologista e pedir uma ressonância magnética de controle e poder verificar se o nódulo diminuiu de tamanho. Se esse propósito não foi alcançado, foi possível Rosa ter uma melhor qualidade de vida, pois a intensidade de sua dor diminuiu menos da metade (VAS 4/10). Está menos nervosa, com baixos níveis de ansiedade e em melhores condições para cuidar dos pais, principalmente da mãe, que é mais exigente devido ao seu grau de dependência. Da mesma forma, parece mais feliz e continua a tirar um dia da semana para sair e fazer as coisas que quer e sem sentimentos de culpa.

É provável que a aplicação dessas terapias complementares não altere o processo natural que significa a morte da mãe, ainda mais quando seu estado de saúde é precário e sua idade avançada. No entanto, com o tratamento de radiestesia, o ambiente familiar e a disposição para enfrentar efetivamente um evento natural pelo qual todos os seres humanos devem passar foram melhorados.

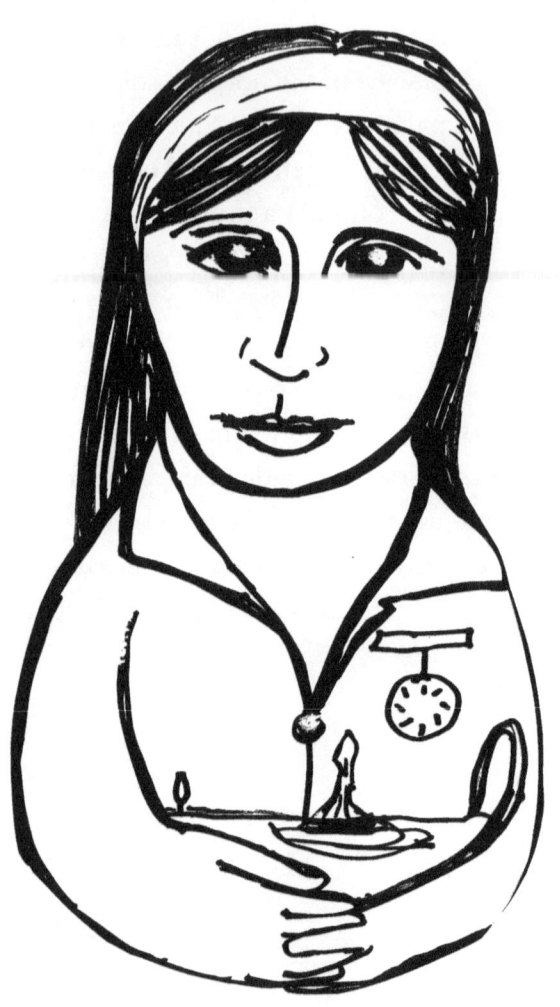

Erika Caballero Muñoz

Diretora da Fundação Latino-americana de Cuidado Humanizado; Caritas Coach®

Chile

Me especializei na área de enfermagem e em algum momento fiquei sobrecarregada com as tecnologias de informação e comunicação, porém, depois de conviver com o câncer, percebi que, mesmo que você tenha a melhor tecnologia, se não a usar bem, com sentido humano, agir com compaixão, não tem um significado positivo e nos leva a nos distanciar das pessoas que cuidamos.

Desde 2015, a Caring Science me ajudou a descobrir que através do bom uso da tecnologia e da gestão do cuidado, se pode cuidar com carinho e humanidade. Em pesquisa realizada, ao indagar sobre a satisfação das pessoas hospitalizadas, pude evidenciar que apesar de os pacientes indicarem estar satisfeitos, o aspecto menos bem-sucedido foi a sensação de que o enfermeiro não os ouviu. Ao perguntar aos enfermeiros do grupo focal sobre sua satisfação com a assistência e gerenciamento de enfermagem, pude observar que o relato deles era de satisfação, porém, muitos indicaram que corriam o dia todo e ao saírem do hospital tinham a sensação de não ter ouvido os pacientes. Enfermeiros e pacientes concordam com a história, então, procurando evidências para preencher essa lacuna, encontrei a ciência do cuidado, e isso me permitiu ver de forma prática como agir com sentido humano de forma simples e profunda.

Eu estava nessa busca pela união da ciência do cuidado e o bom uso da tecnologia, quando em 31 de dezembro de 2009, recebi a notícia que estava com câncer de mama, de um jeito não muito amoroso da médica que me atendeu e fez o ultrassom mamário dando-me em seguida aquele triste diagnóstico. Saí chorando muito desesperada, meu marido estava esperando, sem entender o que estava acontecendo; nesse momento chegou uma amiga, que era um anjo para mim, enfermeira e professora da Carla Claeys. Ela conhecia bem a enfermeira chefe da Fundação de câncer no Chile, e e me levou para lá imediatamente. Ela conseguiu uma hora com o Dr. Waintrub que me deixou à vontade e explicou os passos a seguir para diagnóstico e tratamento. A biópsia revelou um câncer de mama direito difuso altamente invasivo. Mil sentimentos passaram por mim, mas meu maior medo era morrer e deixar meus 3 filhos desprotegidos.

Marcaram a data da operação em 2 de fevereiro de 2010, no 1º dia pedi a unção dos enfermos, um padre carismático amigo do meu sogro, foi até minha casa, conversamos por quase uma hora e me preparou espiritualmente para os resultados positivos ou negativos que a terapia teria. Quando saímos para a sala, lá estava minha família, meus amigos e a família do meu marido, devia ter umas 20 pessoas; então o padre pediu que cada um impusesse as mãos sobre mim pedindo a cura. Cada um passou e colocou as mãos em mim dizendo por que eles queriam que eu me recuperasse. Foi uma experiência muito bonita, toda vez que alguém me colocava as mãos eu sentia uma contração na mama como se o tumor estivesse diminuindo. No dia seguinte me operaram e eu tinha um tumor de 9 cm, encapsulado, linfonodos saudáveis, totalmente diferente do que o ultrassom, mamografia e biópsia mostraram.

Recebi quimioterapia e radioterapia, além de terapia hormonal. Antes da quimioterapia colocaram um cateter em mim e foi uma experiência muito desumana, tecnicamente muito correta, mas ninguém me explicou ou me orientou sobre os cuidados que eu deveria ter. Aí eu comecei as quimioterapias e eu não sabia até a terceira quimioterapia que remédios eles estavam me dando, as enfermeiras eram tecnicamente perfeitas, mas não vinham explicar ou falar dos meus sentimentos, do que eu precisava de apoio. Depois da segunda quimioterapia, perdi o cabelo, foi realmente impressionante. Uma enfermeira sabe que isso acontece, mas quando você penteia o cabelo e fica todo o cabelo na escova, é terrível, ninguém me disse que seria tão doloroso, porque eu teria me preparado para isso, fui descascar e comprei uma peruca, com a qual me senti muito melhor, mas a coisa mais linda foi quando cheguei com a peruca e meu filho mais novo me disse "tira eu quero te ver careca" e eu tirei e ele disse que você está maravilhosa assim, você é muito bonita. Acho que acabei de me reconciliar comigo mesmo lá.

Então me disseram que havia um estudo de terapias complementares e me convidaram para participar. Aceitei e entrei no grupo de estudo, para experimentar uma terapia complementar chamada MOA, uma terapia integrativa de saúde, baseada no método japonês de saúde Mokichi Okada, onde a arte ocupa um espaço importante para o desenvolvimento pessoal. Tive que trabalhar com Ikebana Korinka (arte floral) cujo objetivo é estimular o contato e a comunicação com as flores, a natureza e a beleza, que permitem o desenvolvimento de uma sensibilidade estética capaz de apreciar a natureza e deleitar-se com ela. Eles nos fizeram preparar Ikebana e então conversamos sobre nossos sentimentos relacionados a essas flores, nessas conversas, o medo da morte, a esperança de vida, a gentileza em montar as flores, a capacidade de estar presente e conectada com meu coração para saber o que realmente aconteceu comigo, aceitei o positivo e o negativo do meu estado de saúde, honrei cada pessoa que cruzou meu caminho e círculo sagrado da vida.

Em 2017 tive a oportunidade de estar com a Dra. Watson e ouvir o amor da enfermagem, e descobri os 10 processos caritas® e me lembrei novamente da minha terapia.

à energia feminina e ao poder do nosso útero.

Comecei a investigar o assunto e lendo esses livros entendi que o útero é a matriz da vida, é um centro energético de criação, e seus atributos são semelhantes aos da Mãe Terra. Em geral, as mulheres só lembram quando vem a menstruação, dói ou estão grávidas, pois a maioria está desconectada emocional e cognitivamente do útero.

Mary começou a realizar rituais diários, convidando

seus ancestrais para seu espaço sagrado e fazendo oferendas à terra, meditando e enviando seu amor e cura por um mês.

Quando chegou a hora de agendar a cirurgia, Mary pediu ao médico que repetisse os exames, que confirmaram que o colo do útero de Mary estava totalmente saudável. A partir desse momento, ela continua com seu útero saudável.

Esse mistério e milagre, e outros que visualizei nas pessoas que o universo me dá o privilégio de acompanhar, permitiram que eu me curasse interiormente de muitas situações, além de aprender a viver com entusiasmo, com muitas iniciativas. Agora saboreio a vida apenas respirando, contemplando uma paisagem ou ouvindo boa música. Eu realmente quero aproveitar cada momento da vida. Ainda mais do que antes, quero ser útil aos outros e aproveitar tudo o que estiver ao meu alcance. Cada vez que presencio o milagre de uma pessoa, como no caso de Maria, vejo a vida de outra forma, como se através de suas experiências eu também estivesse me transformando, olhando a doença de outra perspectiva. Hoje me considero mais corajosa e tento levar as coisas com mais calma. Cada vez que cuido de uma pessoa com câncer, não vejo mais a experiência da pessoa como algo negativo, mas como algo diferente que você tem que saber enfrentar e se deixar levar pela fé e pela esperança. É tão valioso envolver-se no amor de sua família e amigos, deixar-se mimar, criar um mundo paralelo ao real, ou seja, quando vier uma recessão, escreva um plano para poder sorrir na cara da adversidade.

Hoje vejo milagres todos os dias. O milagre de ver um rosto zangado se transformar em um lindo sorriso, ver o nascer do sol sobre o oceano é um milagre, ver como uma pequena semente se torna uma árvore exuberante é um milagre. O que chamamos de milagre? Não é reconhecido

a integridade, a grande plenitude de vida que se expressa a cada momento? O milagre dos seres vivos que nos cercam; o milagre do vapor que sai de uma boa xícara de café... nos milagres cotidianos, na própria natureza ou na maravilha de nossa criação.

Independentemente de serem curtas ou longas, nossas vidas diárias estão sincronizadas com as preocupações primordiais de Amor, paz e fraternidade.

MINHA CONTRIBUIÇÃO E LEGADO NA CIÊNCIA DO CUIDADO

Meu foco hoje é motivar os estudantes de enfermagem, o uso da evidência holística e o bom uso da tecnologia, centrando na pessoa; na interação consigo mesmo e com os outros. Isso me permitiu identificar uma série de problemas que os alunos vivenciam, sua solidão, seus medos, sua falta de perdão, sua raiva. Desta forma, e através do ensino e da utilização da aromaterapia, tenho conseguido recolher as experiências de cura vividas pelos alunos, mostrando cada vez mais que cada vez que se encontram e se tornam plenamente conscientes do seu ser e da sua alma, emergem fortalecidos das vivências, preocupam-se com a sua pessoa e abrem-se com maior confiança para ouvir os pacientes, na busca da cura mútua.

Fiz o Caritas Coach Program este ano e sinto que mudou minha vida, aprendi a fundo o trabalho com a caritas, veritas, comunitas, sutras, a importância da relação transpessoal, a noção ética do rosto e sobretudo a amar e me dar espaço para minhas próprias práticas de cuidado. Aprendi a ter consciência e a estar presente para ajudar, olhar para a compaixão de outro ponto de vista e tomar consciência da importância de ter vivido o câncer, reconhecendo a realidade do cuidado desumano e pensando de que forma podemos mudá-lo.

Meu legado é integrar o cuidado humanizado à formação dos profissionais de saúde por meio de ferramentas digitais. Atualmente, desenvolvi uma linha de pesquisa em enfermagem informática, qualidade, segurança do paciente e aplicação das práticas da ciência do cuidado em estudantes de enfermagem.

Haidy Rocío Oviedo Córdoba

Doutora PhD em Enfermagem; PhD em Ciências da
Enfermagem Área de concentração Saúde e Cuidados Humanos

Colômbia

Sentir-me cuidada pelos outros: história de vida

A seguir, a história de uma mulher profissional de Enfermagem, que enfrentou um momento de vulnerabilidade e quis compartilhar comigo sua experiência da percepção do cuidado humano. Ela me contou nessa experiência, que percebeu a falta de empatia de alguns profissionais.

Sou uma mulher de 47 anos que um dia, devido às alterações causadas por uma miomatose uterina que gerou anemia, tive que aceitar fazer uma histerectomia. Foi assim que num domingo entrei numa clínica da cidade às 17h para me preparar para a cirurgia marcada para o dia seguinte às 14h.

Ao chegar, a primeira surpresa foi encontrar a novidade de que, devido à situação da clínica, agora teria que trazer lençóis e com certeza teria que comprar alguns dos itens que eram necessários para meus cuidados. As enfermeiras me informaram que se eu não concordasse, deveriam então informar o ginecologista para minha transferência para outra clínica da cidade, cancelando o procedimento ou finalmente concordar com as condições que me deram naquele momento.

Decidimos com meu marido concordar com a compra dos elementos necessários para minha internação (Angiocath, equipamento de macrogotejamento, soro fisiológico e enemas) já que a cirurgia não poderia mais ser adiada, pois uma nova menstruação reduziria o valor da hemoglobina, que vinha aumentando de 8,3mg/dl para 10mg/dl. O ginecologista decidiu me operar.

Após a minha admissão, eles me prepararam com a colocação de 2 enemas, um às 19h e outro às 21h, que foram colocados com a seguinte explicação: "Aguente o máximo que puder para servi-la".

Naquela noite recebi a visita da gerente de turno que se apresentou e me cumprimentou carinhosamente porque em algum momento da minha vida havíamos trabalhado juntas. Foi uma noite tranquila. Não me senti ansiosa, mas minha menstruação veio cedo, o que me deixou preocupada, pois desde o primeiro dia apareceram metrorragia e coágulos, justamente o que o ginecologista queria evitar. Ao mesmo tempo, o médico havia planejado a reserva de sangue, então a espera poderia ser motivo para suspendê-la.

Antes do amanhecer, eles vieram me puncionar, tentaram 3 vezes e todas as 3 falharam. Para o último, procuraram um assistente do pronto-socorro, um veterano que, olhando para mim, disse: "você tem veias difíceis", e começou a apertar o torniquete o máximo possível. Ele tentou mais uma vez no meu braço direito... eu nem vi onde ele pretendia entrar com o Abocath, no entanto, ele tentou, e o que geralmente acontece quando você não palpa a veia de antemão aconteceu. Ele começou a inserir e retirar o Abocath buscando perfurar a veia dentro do meu braço... por causa da minha dor, ele decidiu retirar o Abocath e não insistir. Entretanto, nesse momento formou-se um hematoma no meu braço direito, permanecendo ali por 8 dias... a frase que acompanhava era: "Coloque gelo ou bicarbonato com Vick", dirigindo-se ao meu marido.

Já com o novo pessoal que entrou naquele turno, fui puncionada no braço. A enfermeira foi quem me puncionou e pude ver a delicadeza com que ela realizou o processo, buscando, apalpando, usando as diferentes técnicas de dilatação das veias, limpando e, enfim, conseguindo puncionar aquela que naquele momento estava "a paciente de punção difícil".

No dia seguinte, por volta das 12 horas, trouxeram-me uma bata descartável, uma touca e umas leggings. A auxiliar me disse: "Tira toda a roupa e veste a bata com a abertura nas costas, o enfermeiro vem te buscar".

Bem, assim fiz. Me preparei. Eu já tinha me depilado antes, então estava pronta. Chegando na entrada do consultório eram apenas 13h. que, no ambiente hospitalar, implica na mudança de plantão, então me sentaram em uma sala onde eu estava com outras pessoas, uma paciente diabética que ia enfrentar a amputação do segundo dedo do membro inferior direito e que conhecia os quartos e a equipe, e ela falou muito alto sobre o que eles iam fazer com ela.

Dez minutos depois que eu estava lá, meu marido entrou e me disse: "Imagine, não há suprimentos na cirurgia. Tenho que comprar tudo, desde sonda vesical até Bupirop e Espinocath. Eles não me avisaram, tendo ficado no quarto a manhã toda. Caso contrário, suspendem o procedimento. Já venho. Vou comprar tudo."

Por fim, me levaram para a sala de cirurgia, onde pude identificar o circulante, o cirurgião e meu ginecologista. Uma vez sentada na mesa de cirurgia e com o desconforto do penso higiênico nas pernas, estas foram as palavras da circulante:

"Deixe cair, você não vai precisar mais."

Nisso, o anestesista entrou... Ele disse seu sobrenome, que dentro da máscara não era muito alto ou claro, e me disse: "Fique quieta, é só uma picada", e de fato, assim que ele inseriu a agulha comecei a sentir a sensação de formigamento seguido de perda completa de controle das minhas pernas. Por causa da minha formação, eu sabia o que ia acontecer, mas o anestesista nunca avisou ou explicou. Assim que o ginecologista entrou, o cirurgião disse... "Dr., está contaminado"... Ele disse: "como? se ainda não toquei em nada", ao que o cirurgião respondeu: "Não, você não, a paciente foi contaminada..." e acontece que o relaxamento produzido pela anestesia peridural gerou relaxamento suficiente para que meu intestino terminasse de evacuar os restos do enema que havia sido colocado em mim quase 17 horas antes... A sugestão do médico foi... "Vamos remarcar"... e em um segundo a canalização, os enemas, a anestesia e a sensação de perder meu pertencimento do corpo passou pela minha mente. O que eu fiz foi suspirar...

O cirurgião sugere ao ginecologista que, tendo em vista que não há mais salas disponíveis, troque tudo, roupas, instrumentos, limpe a mesa cirúrgica e reinicie o processo. O ginecologista aceita a proposta e numa maratona, circulante e instrumentador mudam tudo, sim, me dizendo: "Você contaminou o quarto..." Como se estivesse sob meu absoluto controle e premeditação...

Depois disso, o ato cirúrgico finalmente começa. O bip do monitor cardíaco foi acompanhado por uma música de louvor, que conseguiu me tranquilizar, embora eu estivesse ciente do movimento da sala, dos líquidos, pois estava ciente de tudo o que acontecia ao meu redor.

Finalmente, enquanto a auxiliar de cirurgia começa a suturar a pele, meu ginecologista se aproxima e me diz: "Não se preocupe, está tudo bem, vamos apenas cobrir você com um antibiótico duplo de amplo espectro, porque quando o útero foi removido, houve novamente a saída de resíduo de enema. Apesar de ter colocado preventivamente uma compressa na região perineal, consideramos uma cirurgia contaminada, mas não se preocupe, você estará coberta para evitar complicações."

OK. Quem lê esta história e trabalha na área da saúde vai entender que um profissional de saúde
tem que estar imerso em processos como esse, geralmente é estigmatizado com a frase "eu tinha

que ser um profissional de saúde para se complicar". Peritonite, a UTI, a lavagem cirúrgica, a ferida aberta passaram pela minha mente. No entanto, a mão do meu ginecologista no meu ombro me dizendo: "Não se preocupe, tudo vai ficar bem", suspendeu o que minha imaginação estava desenhando rapidamente.

Terminado, o assistente cirúrgico começa o momento em que deixei de me chamar de AA para me tornar "a paciente contaminada", pois foi assim que o circulante e a instrumentador me entregaram ao auxiliar de recuperação. E a enfermeira: "Você sabe que estava contaminada", "é a paciente contaminada", "o quarto estava contaminado..." e isso porque não consegui ouvir na íntegra como foi descrito o motivo da contaminação, mas podia imaginar porque a expressão era "o que você acha?"

Na recuperação, minha situação continuou. Comecei a sentir uma dor intensa de um pós-operatório que, para quem trabalha na área, sabe que é uma das maiores cirurgias ginecológicas. Assumindo minha condição de paciente e sabendo que não deveria falar, tentei tocar a maca para que soubessem que doía o suficiente para querer chorar e gritar. Depois de um tempo, chegaram a senhora da amputação e outra paciente da curetagem. A assistente foi de um lado para o outro, mas não parou para olhar ou falar com nenhum dos três.

Nisso a enfermeira se aproxima, e me diz: "Calma. Já te dei dipirona. Estou colocando em você, é a única coisa que eles indicaram para a dor." Porém, a partir daquele momento a dor foi minha companheira. A sensação de peso no abdome, mais ardência, sensação de queimação... sei lá, eram todas as dores unidas em uma só, e eu ficava tocando o corrimão da maca, tanto que a enfermeira me disse: "Vou deixar seu marido entrar para você ficar mais calma..." Você não imagina o que significa para um paciente sentir seu parente mais próximo segurando sua mão e dizendo: "Estou aqui, meu amor, fique tranquila." Estava me sentindo como uma pessoa novamente. Não tirou a dor, mas o sentimento de solidão, de indiferença, de ser apenas mais um móvel no meio de uma sala de recuperação, mudou.

Logo, a enfermeira entregou o útero para ela levar para a patologia e me disse: "Já fiz o pedido dos seus medicamentos para que eles possam começar tudo. Você sobe para o quarto."

O passeio foi rápido e a transferência um pouco desconfortável devido às lonas molhadas que foram removidas. Uma vez na sala me senti mais tranquila, mas na hora de passar o plantão continuei com o sinal "essa paciente é a contaminada". Embora a dor não passasse, indiquei com a mão para o meu marido que doía muito, ele avisou a enfermeira e a auxiliar. No entanto, a

resposta foi: "Já foi colocado para a dor, não dá mais"...
 E bem, pela minha experiência de trabalho eu sei que é assim, existe uma prescrição, uma meia-vida, que definitivamente tem a ver com o limiar de dor de cada pessoa, porém, eu pensei que com certeza se o anestesiologista estivesse lá no pós-operatório imediatamente eu teria sido capaz de dar ao meu corpo outra opção para a dor. Mas bem, a realidade foi outra porque às 10 horas mais longas da minha vida se passaram, chorando e orando... A única coisa que eu não parei de fazer desde que cheguei no quarto foi orar e pensar nas dores do nosso Senhor e pedir a ele para me ajudar... Finalmente, às 4 da manhã, apareceu uma enfermeira que não trabalhava naquele andar, mas que me conhecia e, ao ouvir meu nome, quis subir para me cumprimentar e ver como eu estava. Foi o anjo que nosso Senhor mandou, porque ela decidiu dizer ao médico de plantão que me ordenasse outra coisa para fazer minha dor diminuir... Bendito Deus que enviou aquele anjo, comecei a sentir alívio por volta das 6 da manhã!
 A reflexão que quero deixar por fim é sobre nossas ações como profissionais, porque muitas vezes somos estigmatizados como desumanos, e é isso que somos, quando não chamamos o paciente pelo nome, quando não explicamos as coisas para ele, quando nossas rotinas

são mais poderosas que as necessidades do paciente, quando esquecemos que escolhemos ser médicos, enfermeiros, nutricionistas, terapeutas, auxiliares, porque entendemos que nossa vocação é servir e que estamos dispostos a aliviar a dor do corpo e alma através da nossa vocação.

Héctor Rosso

**Enfermeiro, CARITAS COACH®
Docente do WCSI, Diretor do CCEP WCSI LIA**

Uruguai / Estados Unidos

Dia de cura

Este é o relato de um mistério e milagre muito pessoal que aconteceu comigo um dia no final do verão de 2018 na Inglaterra, especificamente em Brighton, uma cidade litorânea no sul do Reino Unido.

O dia começou com um lindo nascer do sol, brilhante e quente. Naquela ocasião, comecei o dia com uma caminhada de três quilômetros até o instituto onde tinha aulas de inglês. Passei a manhã inteira e parte da tarde lá. Foram dias de 5 ou 6 horas, fazendo um curso intensivo.

Foi um dia muito especial porque no dia seguinte viajaria para Denver, Colorado, nos Estados Unidos, para minha formatura como Caritas Coach pelo Watson Institute.

Este programa de estudos foi um grande desafio para mim, mas aprendi muito sobre a teoria de Jean Watson e, acima de tudo, foi um processo muito curativo, pois com a escrita dos diferentes módulos e tópicos ganhei compreensão no meu processo de luto pela perda da minha filha caçula.

Eu sabia que tinha que enfrentar uma situação muito estressante, que era apresentar na frente dos meus colegas, professores e da própria Jean Watson o meu projeto final com o qual você se forma na Caritas Coach, fazendo a apresentação toda em inglês. Além disso, meu projeto era escrever um livro sobre minhas experiências com minha filha mais nova, Julieta, em seu processo de doença, cuidados paliativos e morte, e o processo de meu próprio luto e como lidar com a dor. O livro foi uma realidade meses depois, "O Despertar espiritual de um enfermeiro, da morte de um filho ao amor bondoso" (Rosso, 2019), para mim este foi um grande milagre em si, mas não é o que vou me referir nesta história.

Estando na aula de inglês, no meio da manhã daquele dia na Inglaterra, comecei a ter dores abdominais intensas que começaram abruptamente. Eu sofria desses sintomas no passado e comecei a temer o pior... No meu país, Uruguai, tive dois episódios anteriores de cólica nefrítica devido a cálculos renais que terminaram com minha internação para acalmar minha dor. Vivenciar a dor da cólica renal é difícil de explicar se você não a experimentou, mas posso lhe dizer que é uma dor insuportável, com muito sofrimento e não se encontra acomodação.

O último dos episódios que experimentei, fiquei internado por três dias até conseguir expelir a pedra pela urina. Naquele momento o cálculo, a pequena pedra de apenas um milímetro e meio e sua passagem pelo meu ureter e minha uretra se fizeram sentir.

Então eu fui claro sobre o que estava acontecendo comigo e as possíveis consequências. Comecei a questionar e pensar nas diferentes hipóteses que poderiam acontecer e não foram muito animadoras, pensando que no dia seguinte mais cedo eu teria que viajar para os Estados Unidos e enfrentar uma viagem de avião de mais de 12 horas. Muitas coisas passaram pela minha cabeça, mas tentei colocar o foco na minha intenção de me acalmar e me curar. Saí do instituto de inglês e fui direto para a praia e decidi não ir ao pronto-socorro, esse seria meu último recurso. Na praia de Brighton, deitei-me nas rochas lisas de seixos que compõem a costa inglesa. Ali, naquela posição, resolvi começar a meditar. Apesar da dor intensa que sentia, concentrei-me e coloquei toda a minha intenção na cura e comecei a aplicar Reiki em mim mesmo. Eu podia realmente sentir a energia Reiki agindo em meu corpo. Além disso, confiei-me ao meu eu superior e comecei a pedir ajuda e conexão com a minha essência.

Cerca de duas horas se passaram e eu pude sentir uma pequena melhora. Já eram 4 da tarde naquele dia. Resolvi voltar para minha casa e ver o que estava acontecendo, sempre focado e com a intenção desse processo de autocura.

Quando cheguei em casa, tive vontade de ir ao banheiro imediatamente. Comecei a urinar e comecei a sentir um pouco de dor, mas era tolerável. No meio da micção pude sentir a pedra passando pela minha uretra e em um segundo pude sentir o barulho dela colidindo com a água do vaso sanitário. Foi uma sensação de alívio total, eu tinha expelido uma pedra de uns 4 ou 5 milímetros...

Sem dúvida, esta experiência, que foi um grande mistério no início e um grande milagre no final, me deu a possibilidade de viajar para o dia seguinte e entender que estava no caminho certo neste momento da minha vida. Obrigado, Universo!

Recordemos a nossa teórica, Dra. Jean Watson, quando nos ensina a importância de ter foco e atenção no Processo Caritas® 10.

"Abra-se aos mistérios e incógnitas existenciais e espirituais, tornando os milagres possíveis."

(Watson, 2008).

Referencias:

Rosso, H. (2019). *Despertar espiritual de un enfermero, de la muerte de un hijo al amor bondadoso.* Lotus Library.

Watson, J. (2008). *Nursing: the philosophy and science of caring.* (rev. ed.). University Press of Colorado.

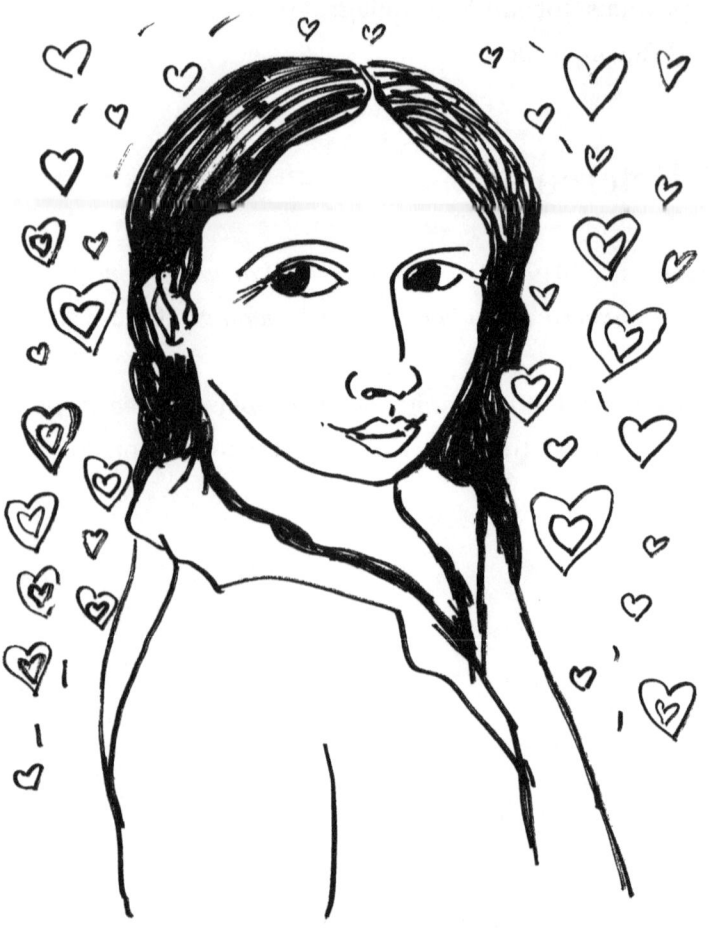

Javiera Catalina Cerda Figueroa

Bacharel em Enfermagem, Coordenadora
Assistencial Ciência Humanizada do Cuidado

Santiago
Chile

Meu milagre

Eu me apresento: sou Javiera Cerda Figueroa, uma pessoa que nasceu em Santiago do Chile. Minha intuição era estudar Enfermagem sem ter uma grande ideia da carreira até que no segundo semestre percebi o quanto era importante. Bem, depois de uma longa jornada, consegui me tornar enfermeira e entrei no campo de trabalho destrutivo.

Comecei a trabalhar e percebi muitas coisas que vivi como estagiária mas agora vivo-os como profissional. Fiquei irritada com a realidade, as injustiças, principalmente nos grupos mais vulneráveis, como idosos ou crianças. Até que no meu último trabalho percebi a grande desumanização que meus próprios colegas tinham comigo, a pouca empatia, compreensão e compaixão. Por esta razão, esse período acabou. Eu estava devastada. Havia também a realidade local, nacional e global, a crueldade humana, o poder e o egoísmo.

Isso me levou a uma grande jornada interna, na qual me deparei em uma dor profunda, até a parte mais escura do meu ser, e até perdi a razão de viver.

Com uma viagem ao sul do Chile, Deus me fez recordar o belo que é viver e me levou a este lindo "conversatório" que me encheu a alma, sendo um reforço do trabalho que fiz este período de minha vida que não está errado mas sim todo o contrário.

A experiência da filha me colocou de volta na minha razão de viver e foi um bálsamo para todas as feridas da minha alma, caiu do céu.

Esse foi o meu milagre e agora estou feliz no sul, com um novo emprego e uma nova vida.

Luana Tonin

Doutora em Enfermagem pelo Programa de Pós Graduação em Enfermagem da Universidade Federal do Paraná

Brasil

Vivenciando o mistério no momento do Cuidado Transpessoal

"A natureza da teoria do cuidado transpessoal, do cuidado unitário e da ciência sagrada destacam premissas como: Um dado momento transcende o tempo, o espaço e o físico;

A consciência é energia, manifestada por ondas de energia de alta frequência;

As experiências humanas são imanentes e transcendentes, abertas e contínuas com a evolução da consciência unitária do universo." (Watson, 2019, página 11).

Voltei para a casa da família depois de uma semana para nosso terceiro encontro, mais uma manhã ensolarada e quente. Vovó já havia chegado de sua viagem e me disse para abrir o portão e entrar. A menina e sua mãe estariam esperando por mim.
Ao chegar a casa, a mãe estava aspirando as secreções da menina, desta vez ouviu-se barulho do lado de fora da casa (imaginei que ela devia ter muitas secreções pulmonares). Bati na porta e a mãe disse para esperar um pouco. Logo, ele veio me cumprimentar com a garota nos braços, junto com a (longa) conexão de oxigênio ligada à traqueotomia se arrastando pela casa para que ele pudesse se movimentar com a garota nos braços. Nos cumprimentamos e nesse momento trabalhei com o desenvolvimento do Processo Clínico Caritas Elemento 4: Desenvolver e manter uma relação de cuidado autêntica, trabalhar com a verdade, com contato visual, com comunicação sempre respeitosa, com atitude profissional, mas também sempre, ao entrar no lar, seja humilde e respeite esse espaço da vida; Eu a chamei pelo nome favorito dela (Watson, 2012).

Então a mãe me pede para sentar no sofá do quarto e, depois de ir buscar o tablet da menina para ver alguns vídeos, ela diz que acabou de acordá-la e por isso pode chorar um pouco. Ela coloca a garota no outro sofá perpendicular a mim. A mãe vai até a cozinha e volta me oferecendo café. Nesse momento, me sinto cuidada pela mãe. Uma felicidade toma conta de mim e percebo que nosso relacionamento pode estar começando a evoluir.

A menina já estava interagindo com os brinquedos e vídeos das crianças, então peço para examiná-la porque percebo que ela ainda tem secreções pulmonares na traqueostomia. Nesse momento, percebo um barulho, como um ronco na base do pulmão. A mãe me conta que está seguindo o procedimento que a fisioterapeuta lhe ensinou. Peço a ela que demonstre para mim, momento em que a menina novamente precisa de sucção. A mãe pega a criança novamente e noto que a criança está calma no colo enquanto realiza o procedimento.

Uso o Elemento 6 do Processo Clínico Caritas: Uso criativo de si mesmo e de todas as formas de conhecimento, indo além do conhecimento científico, tendo a capacidade de lidar com novas situações, usando o conhecimento para criar um ambiente propício à cura, reconhecendo e integrando essa plena consciência de a presença de alguém é um elemento efetivo de atenção (Watson, 2012).

Ao examinar a criança, faço algumas avaliações dos

dispositivos de traqueostomia e gastrostomia, não para avaliar ou julgar a mãe, mas para compreender como o cuidado estava sendo realizado e, se necessário, repensar juntos. Neste momento, estou usando o Elemento 1 do Processo Clínico Caritas: Praticando Amor-Bondade e Justiça (Watson, 2012), vendo e considerando a criança como um ser e não um objeto (somente aparelho). Reconheci os limites e possibilidades do cuidado, ouvi a mãe com preocupação genuína, prestei atenção e usei linguagem acessível.

Também nesse momento utilizei o Elemento 9 do Processo Clínico Caritas: Ajudar com as necessidades básicas, com consciência intencional de cuidado (Watson, 2012), entendendo as necessidades da mãe e da filha, já que antecipei possíveis necessidades futuras de cuidado da mãe; reconhecer os pontos fortes e fracos da pessoa cuidada e do cuidador. Considere sempre o momento do cuidado como um ato sagrado.

Após conversar com a mãe e realizar alguns procedimentos na menina, percebo que a mãe tem muita habilidade e calma no manuseio dos aparelhos. Parabenizo mais uma vez por todo o seu esforço e dedicação.

Nesse momento, a mãe diz que gosta da minha presença na casa dela, que a minha presença lhe traz calma e tranquilidade, e diz que sente que a menina também gosta. Fiquei feliz em ouvir isso. Ela me pergunta se estamos chegando ao fim de nossos encontros e eu digo a ela que ainda temos mais alguns encontros. Neste momento, utilizo o Elemento 2 do Processo Clínico Caritas: Estar autenticamente presente, fortalecendo, apoiando e honrando o sistema de crenças profundas, integrado à realidade vivida e conectado de forma autêntica (Watson, 2012).

Depois disso, continuamos na sala da casa, sentadas uma de frente para a outra, conversando e olhando nos olhos, enquanto a menina assistia seus vídeos e suas músicas infantis, perpendiculares a nós. Pergunto a ela sobre o BERA (Brainstem Evoked Response Audiometry), ela responde aliviada por ter feito novamente na semana passada e o resultado da audição da menina ter sido moderado, o que a deixou mais feliz e aliviada.

Na época, ela conta que enviou os papéis para solicitar oxigênio, apreciou a ideia da carta e disse que o encontro com o pneumologista havia sido mais fácil.

Então começamos a falar sobre o uso das tecnologias e como é fácil para as crianças de hoje interagir com esses dispositivos, como é o caso da menina que estava assistindo seus desenhos favoritos enquanto conversávamos. E nesse momento ela passa a me contar sobre a formatura dela e do marido, sobre como foi difícil encontrar livros para ler. Diz ainda que o marido é biólogo mas que na altura trabalhava numa universidade tecnológica e que o filho (filho do primeiro relacionamento do marido mas que também o considera seu), que vive na mesma casa, estudava Sistemas de Informação e era muito estudioso e que muitas vezes acabava ensinando a ela coisas que ela não sabia e que ele era um menino atencioso com sua irmã. Usei o Elemento 2 do Processo Clínico Caritas: Estar autenticamente presente, fortalecendo, apoiando e honrando o sistema de crenças, integrando a realidade vivida e conectando-se autenticamente (Watson, 2012).

Ela continua me contando sobre sua experiência profissional na escola, a adaptação dos professores ao uso das novas tecnologias e aqueles momentos em que os alunos não estudam por causa delas. Ela me pergunta como lidamos com isso no meio acadêmico, respondo que durante o mestrado também tivemos algumas disciplinas na área de ensino e que tivemos vários debates sobre essa "era digital" e seu impacto no ensino, didática do professor e até mesmo na assistência de enfermagem.

Naquele momento senti que ela estava cuidando de mim e tive certeza de que nosso relacionamento estava evoluindo, pois vários problemas foram surgindo. Conheci a história do casal e do outro filho, assim como o histórico de trabalho. Percebi o uso do Elemento 5 do Processo Clínico: Estar presente e apoiar a expressão de sentimentos positivos e negativos - estimulei a narrativa (Watson, 2012).

Estávamos sentadas de frente uma para a outra e a menina estava no sofá, perpendicular a nós, quando de repente a mãe me olha e me pergunta qual é a minha religião. Digo a ela que sou católica e ela responde que se eu não me importar ela vai fazer um comentário sobre mim, eu digo que sim, que não tem problema, aí ela diz que durante o meu atendimento ela foi uma pessoa que trouxe muita luz e energia boa para a casa, que o espírito da menina gostou muito de mim, e que enquanto conversávamos e tratávamos a menina, havia mais crianças ao meu redor, que seriam as crianças espirituais que acompanham a menina e que se beneficiou dos meus cuidados.

Foi um instante em que sentimentos indescritíveis se misturaram. Após um momento de pausa e reflexão, respondi que estava muito lisonjeada com seu comentário e que, embora fosse católica, respeitava e admirava a Doutrina Espírita e que de vez em quando frequentava um centro espírita.

Nesse momento percebo mais uma vez que nosso relacionamento evoluiu. Senti a necessidade de usar o Elemento 2 do Processo Clínico Caritas: Estar autenticamente presente, fortalecendo, honrando e apoiando o sistema de crenças profundas e o mundo subjetivo de ser cuidado (Watson, 2012). Percebi uma harmonia transpessoal, integrei a realidade vivida e me conectei de forma autêntica, reconheci a capacidade transcendental como possibilidade de me conectar de forma profunda com o outro, honrei o mundo subjetivo do ser de quem cuidei, mesmo se este mundo discordasse do meu. Considerei então usar o Elemento 3 do Processo Clínico da Caritas: Cultivar as próprias práticas espirituais e ser transpessoal - estar espiritualmente aberto para acessar experiências intuitivas, criar relacionamentos de cuidado que promovam o crescimento espiritual (Watson, 2012).

Foi então, durante o encontro transpessoal, que também utilizei o Elemento 10 do Processo Clínico Caritas: Dar Abertura e Atenção aos Mistérios Espirituais e Dimensões da Existência (Watson, 2012). Sabia respeitar o que era importante para mim e o que tinha significado para aquela família, permitir que o desconhecido se desenvolvesse, compreender as limitações da ciência, reconhecer o potencial da metafísica e da transcendência.

Então percebi que durante o atendimento transpessoal senti um misto de presença, atenção, amor, carinho, cuidado que havia aprendido com essa nova situação e que, durante o atendimento transpessoal, sentimentos foram liberados, o que me permitiu assimilar melhor minha condição ... estar com minha alma presente ali, naquele espaço, e isso me marcou profundamente.

Para alcançar a sintonia transpessoal, conectei-me autenticamente, reconheci a capacidade transcendental como possibilidade de conexão profunda com o outro (mãe e filha), honrei o mundo subjetivo de ser cuidado. Embora as crenças do ser que você cuida sejam diferentes daquelas de quem você cuida, é preciso cultivar o respeito.

Um dos fatores que acredito influenciar profundamente no alcance do cuidado transpessoal é a abertura do profissional para novas experiências, para mistérios, para o que não pode ser "visto" ou "explicado", e como é essencial a preparação espiritual...

Além do preparo prévio para a realização do cuidado, como criar relações de cuidado que favoreçam o crescimento espiritual do próprio profissional, cultivei práticas espirituais e me preparei com oração e meditação antes de prosseguir com o cuidado, e acredito que isso facilitou o momento do cuidado transpessoal.

* Trechos retirados do diário de campo durante o mestrado acadêmico (Favero, 2013; Tonin et al., 2019).

Referências

FAVERO, L. Construção de um Modelo de Cuidado Transpessoal em Enfermagem Domiciliar a partir do Processo de Cuidar de Lacerda. 2013. 173f.
Tese (Doutorado em enfermagem)-
Universidade Federal do Paraná, Curitiba- PR. Disponible en:
< http://www.ppgenf.ufpr.br/ TeseLucianeFavero. pdf>

TONIN, L. et al. Transpersonal caring model in home-Care nursing for children with special care needs. Journal of Nursing
Education and Practice. v. 9, n. 1, p. 105-12, 2018. Disponible en: <https://doi.org/10.5430/jnep.v9n1p105>

WATSON, J. (2019). Miracles and mysteries. witnessed by nurses. 1ª Ed. Lotus Library, Colorado,

WATSON, J. (2012). Human caring science: a theory of nursing.
2ed. Ontario (CAN): Jones & Bartlett Learning

Luciane Favero

Doutora em Enfermagem pelo Programa de Pós Graduação em Enfermagem da Universidade Federal do Paraná (UFPR). Enfermeira Complexa Hospital das Clínicas da UFPR

Brasil

Desistir nunca foi uma opção

Era junho de 2005 e Joana[1] acabara de dar à luz seu primeiro filho, Solís, fruto do casamento com seu grande amor, Antonio. A gravidez havia sido altamente planejada e desejada, principalmente depois de ter sofrido três abortos anteriores. No entanto, devido à alteração dos níveis de pressão e ao risco de complicações de saúde, a gravidez teve que ser interrompida com 25 semanas (aproximadamente 6 meses de gravidez).

"Enfermeira! Precisamos de uma cama aqui na

UTI neonatal para um bebê de 650g que acabou de nascer. O bebê não está bem, ele precisa ser internado imediatamente!" - relatou um dos pediatras de plantão. A corrida começou.

Naquela época, trabalhava em uma Unidade de Terapia Intensiva Neonatal (UTIN) de um hospital filantrópico da cidade de Curitiba-PR, Brasil, e era a enfermeira responsável pelo setor (chefe da unidade), combinando as tarefas assistenciais e administrativas. Nesta unidade havia 35 leitos divididos entre alto risco, cuidado intermediário e médio risco, quase sempre lotados. E naquele dia não foi diferente. Realocamos um bebê que estava em condição estável para liberar uma cama de alto risco para o novo paciente que precisava ser internado.

Após a corrida para montar a cama, entra um menino muito pequeno, envolto em campos cirúrgicos, com intubação orotraqueal adaptada a um ventilador manual, com pele muito fina, aparência frágil, mas ativa, com movimento de pernas e braços, lutando para viver. Toda a papelada foi feita e, uma vez instalados os aparelhos e medicamentos, o bebê foi colocado em uma incubadora na sala de alto risco.

Por fim, o pai, que acompanhou o parto e estava angustiado na sala de espera da UTI, é chamado para ver o filho e receber as primeiras informações da equipe médica. Com um olhar apreensivo, mas com uma voz doce, ele se aproxima do filho e se emociona.

Quando senti o momento difícil que este pai estava a passar, aproximei-me dele, apresentei-me e com a ajuda dos elementos do Processo Clínico Caritas (PCC) estive presente, honrei o seu sistema de crenças, acolhi-o, permiti que ele expressasse os sentimentos que senti naquele momento, um misto de alegria pelo nascimento do filho e medo pela possibilidade de perdê-lo.

Horas depois, a mãe, auxiliada por uma cadeira de rodas, chega para sua primeira visita ao filho. Muito emocionada, ela chora e pede a Deus que salve seu filho. Naquele momento, demonstrei seu respeito sem julgamento, aceitação, desejo de estar com ela, honrando sua vida e sua subjetividade. Por isso, eu também a acolhi, me apresentei, estive presente. Havia uma conexão entre nossos seres, estabelecemos uma verdadeira relação de cuidado e confiança naquele momento de cuidado.

Os dias foram passando, dias bons (com sinais de melhora para Solís, que apesar de muito pequeno, apresentava bons sinais clínicos - parâmetros vitais e exames laboratoriais e de imagem dentro da normalidade, ganho de peso) e outros muito difíceis (com piora do estado geral , perda de peso, piora do quadro clínico, aumento dos parâmetros ventilatórios, uso de drogas vasoativas, etc.), o que trouxe um turbilhão de emoções àquela família que estava diariamente na UTI, acompanhando e registrando cada momento de seu filho. Antonio sempre carregava uma câmera com ele e fazia questão de registrar cada um dos avanços de Solís.

Um dia, após mais de um mês de internação, Solis piorou e foi diagnosticado com choque séptico. Teve quatro paradas cardiorrespiratórias em um único dia, necessitando de reanimação cardiorrespiratória em todas elas. A família foi chamada para informá-los e se preparar para o pior desfecho. Uma das paralisações ocorreu quando os pais entraram na unidade, mas a visita foi interrompida para permitir que a equipe atuasse no atendimento a Solís.

A conversa entre a equipe médica e os pais foi muito difícil. A psicóloga foi convocada para auxiliá-los e o serviço de apoio religioso para proporcionar conforto espiritual. A família, que ouviu em silêncio com os olhos baixos, lágrimas nos olhos e rostos de incredulidade, foi informada sobre o estado crítico de saúde da criança, a possibilidade de perda iminente ou, em caso de sobrevivência, sequelas graves e persistentes dada essa situação.

Toda a equipe ficou chocada. O silêncio reinou. Neste momento, é necessário tentar criar um ambiente energético mais leve, para permitir que as pessoas voltem a si mesmas e respirem, reflitam para seguir em frente. Como o capelão estava presente na unidade, pedi-lhe alguns momentos de oração, para cantar louvores para que aqueles que quisessem participar pudessem se recuperar. Os pais presenciaram esse momento ao lado do berço do filho (a incubadora de Solis ficava ao lado do posto das enfermeiras, que era onde estavam rezando) com os olhos atentos ao que estava acontecendo.

Eles choraram, se abraçaram, se ajoelharam e oraram.

Eles não desanimaram e nunca desistiram. Eles acreditavam na recuperação e cura da criança. Sua fé era inabalável. Símbolos religiosos foram colocados ao lado da cama de Solís, seguindo as normas de segurança e prevenção de infecções, mas com a alegria de entender que permanecemos no quadro daquela família, respeitando suas crenças, valorizando sua dor e sofrimento. A pedido da família, foi permitida a entrada de um sacerdote que realizasse o sacramento do batismo em Solís, bem como a entrada de duas testemunhas (padrinhos), conforme exigido pela Igreja e a pedido da família (a unidade só é permitida a entrada dos pais e avós diariamente aos domingos).

Hoje, quando olho para a ciência da atenção unitária e os elementos caritas-veritas, percebo que essas ações estão em consonância com o sétimo elemento Caritas e a palavra veritas "Equilíbrio", pois há momentos em que é necessário um equilíbrio entre o que se exige como profissional de saúde que atua na UTI e as necessidades do paciente e da família. As regras podem ser relaxadas para melhor atender às necessidades dos outros, para estar dentro de seu quadro de referência, respeitando-os, atendendo-os integralmente com seus significados.

Foram dias difíceis. Muita angústia por parte da família, muita luta por parte de Solís e dedicação de toda a equipe médica. Aos poucos, Solís dava sinais de recuperação. A cada vitória do filho, os pais comemoravam! A equipe sentiu toda a energia e também expressou sentimentos de gratidão, alegria e satisfação. Isso nos conectou ainda mais e a relação de cuidado evoluiu, se sustentou e se tornou cada vez mais autêntica.

Depois de algum tempo, Sólis já estava sem ventilação mecânica assistida (respirava sozinho e já pesava 1 kg!) e foi transferido para a sala de cuidados intermediários. A família esperava há muito tempo que ele chegasse a 1 kg de peso. Nesse dia eles chegaram com um bolo para a equipe comemorar o ganho de peso do filho. Foi um dia muito feliz, com muitas fotos e comemorações de mais uma vitória do pequeno Sólis.

Foi então que uma colega enfermeira pediu a Joana que se sentasse ao lado da incubadora do filho. Sem falar, ela pegou Solis e o colocou cuidadosamente no colo de sua mãe. Naquele momento, foi impossível conter as lágrimas. Pais e funcionários se emocionaram ao presenciar o primeiro contato pele a pele entre mãe e filho, após mais de um mês de internação. Ao utilizar criativamente o eu e todo o seu conhecimento como parte do processo de cuidar, faz-se referência ao sexto elemento caritas-veritas em que a expressão de atos que vão além do convencional são formas de recuperação do cuidado, promovem a cura e estimulam a enfermeira para se tornar um campo de rostos.

Os dias seguintes foram ainda mais mágicos, pois o pai também conseguiu segurar o filho nos braços (realizamos o chamado "método canguru[2]"). Os pais foram incluídos nos cuidados com a criança (troca de fraldas, alimentação por sonda, estimulação diante da deficiência do leite materno, etc.). Em todos os momentos a família agradeceu a Deus e cantou louvores ao filho, agradeceu à equipe e recuperou a esperança de que Solís se recuperasse totalmente. Durante esses momentos, a família pôde falar sobre sua experiência, compartilhar seus medos e ansiedades e comemorar a vitória de cada criança. Jean Watson entende a expressão de sentimentos positivos e negativos como uma forma de conexão profunda entre o cuidador e a pessoa cuidada, que potencializa, nutre e fortalece a relação de cuidado.

Um dia, Solís começou a ter sintomas que indicavam que algo estava errado. Hipertermia, apneia, vômitos, distensão abdominal. Ele teve que retornar ao alto risco e foi intubado novamente. Ele havia sido diagnosticado com enterocolite que necessitou de novos antibióticos, a inserção de um cateter venoso e suporte de hidratação intravenosa.

A família estava forte novamente. Triste e apreensiva, mas certa de que tudo ficaria bem.

No total, foram mais de três meses de internação.

A relação que se estabeleceu com os pais foi muito especial. Embora outros bebês prematuros e gravemente doentes já tivessem passado pela UTI, esses pais tiveram um impacto único na minha vida. Pude cuidar de forma genuína e autêntica. Nossa relação fluiu e eu me senti cada vez mais conectada com eles, de uma forma que senti angústia e comemorei suas vitórias. Estar presente, praticar o amor, a bondade no contexto do cuidado, honrar e respeitar suas crenças alimentou nosso relacionamento e permitiu que o cuidado transpessoal acontecesse.

A alta de Solís foi motivo de alegria e satisfação para todos e ainda mais para os pais amorosos, dedicados e confiantes. Teve bolo de despedida, presentes para a equipe e lágrimas de alegria por poder presenciar aquele momento. Além de muitas fotos, claro!

Com o passar dos dias, Joana levou Sólis para visitar as "tias enfermeiras" da UTI nos dias de ambulatório.

Também teve festa de aniversário dentro da UTI, com bolo, salgadinhos, música e muitas fotos.

Hoje, quase 16 anos após seu nascimento, Solís é um adolescente saudável, cheio de sonhos e planos. De forma inexplicável e incompreensível para a ciência, não houve evidências de sequelas decorrentes de seus 135 dias de internação. Apesar da extrema prematuridade de Solís e dos procedimentos e terapias necessárias para mantê-lo vivo, que por si só são capazes de causar graves alterações físicas e ferir um cérebro em desenvolvimento (como hemorragia cerebral, deficiência visual, deficiência auditiva, atrasos motores); apesar de quatro PCRs resultarem em suprimento inadequado de oxigênio para o cérebro, tempo de permanência capaz de causar atrasos no desenvolvimento e danos sensoriais devido à fonte constante de luz, som e estímulos dolorosos de uma UTI (o que pode ser devastador para um ser em desenvolvimento), Solís não apresenta sequelas.

Esse é o milagre! O que não pode ser explicado.

Estar aberto e aceitar que não temos controle e que há eventos em nossas vidas que são inexplicáveis. Confie no poder curativo da fé, que transcende o físico, vá além e aceite o mistério.

Joana formou-se em Direito (um sonho que tinha desde a juventude) e Antonio manteve seu sorriso, seu jeito de ser brincalhão e festeiro até o último dia, quando foi internado e afastado pelas complicações de uma infecção por COVID-19. Quase dois meses atrás.

Agora Joana e Solís travam mais uma batalha. No entanto, essa luta se deve à dor da perda, à ausência do pai e do marido. Meu desejo é que eles encontrem fé e força renovadas e possam sorrir novamente e celebrar a vida.

Referências

BRASIL. Ministério da Saúde. Atenção humanizada ao recém-nascido: Método Canguru: manual técnico/ Ministério da Saúde, Secretaria de Atenção à Saúde, Departamento de Ações Programáticas Estratégicas.
– 3 ed. – Brasília: Editora do Ministério da Saúde, 2017. Disponible em: http://bvsms.saude.gov.br/bvs/ publicacoes/ atencao_humanizada_metodo_canguru_ manual_3ed.pdf
Acesso em: 12/05/2021

[1] Os nomes são fictícios para proteger a identidade dos envolvidos.

[2] O método canguru é o nome dado ao cuidado humanizado ao recém-nascido de baixo peso, norma pública brasileira que visa reduzir o estresse e a dor do bebê, melhorar seu comportamento neurocomportamental e desenvolvimento psicoafetivo, promover o vínculo com os pais e melhorar as taxas de amamentação, entre outras coisas, por meio do contato pele a pele entre mães/pais e o recém-nascido. (Brasil, 2017).

Luiza Maria Moura Dias Rodrigues

Mestre, Enfermeira Especialista em Saúde da Criança e do Adolescente

Portugal

História de uma enfermeira em Pediatria

Há alguns anos perguntei aos meus colegas enfermeiros por que haviam escolhido essa profissão, e todos os presentes responderam unanimemente: "para ajudar os outros". Atualmente, todos os profissionais de saúde são reconhecidos como pessoas que ajudam os outros, são essenciais em tempos de grande aflição, como agora, em tempo de pandemia.

Além disso, quando realizei uma pesquisa acadêmica, uma mãe me confidenciou que, durante a internação da filha, o enfermeiro se revelou um elemento fundamental para ela, sempre presente, dizendo que ele era "como uma bengala" que nunca deixava para baixo, mesmo nos momentos em que já não tinha forças para suportar tanto sofrimento causado pela doença da filha.

Ser enfermeiro significa não deixar ninguém sozinho, apoiar, dar carinho, ser altruísta, mostrar empatia e nunca deixar ninguém, embora às vezes tenha repercussões negativas para si mesmo. A dificuldade de ser enfermeiro é real, o exercício da sua atividade profissional acarreta grande angústia emocional e por vezes até esgotamento. No início do exercício de sua profissão, cada enfermeiro escolhe o local de trabalho, que é o início de uma jornada. No meu caso, quando terminei o curso de Enfermagem, minha opção foi cuidar de crianças/família, e assim exercer minha profissão em um serviço de Pediatria. Cuidar de crianças foi a minha primeira escolha, muito pessoal, e mesmo depois de 30 anos de profissão ainda acredito que os conhecimentos adquiridos até agora mudaram o panorama do cuidado da criança/família, onde a relação é essencial.

Inicialmente, quando cuidava de crianças com câncer, a empatia, a troca de nossas emoções, o trabalho em equipe, me ajudou a enfrentar as adversidades que se vivem no cotidiano de um serviço em que muitas vezes se agrava o estado geral das crianças e onde a morte geralmente aparece no cuidado diário. Mas a esperança nunca se perde, e acreditamos que não terá fim, que mudaremos as coisas com a nossa presença, antecipando o cuidado e estabelecendo uma relação autêntica.

Lembro-me de um adolescente que esteve em estado terminal por muitos anos, sem esperança de cura. Quando eu estava cuidando do Tiago, que tinha uns 10 anos, uma manhã eu entrei no quarto dele e ele não estava se sentindo nada bem, sua fala era incoerente, ele estava psicologicamente muito ausente, alheio ao que estava acontecendo ao seu lado. O médico o atendeu e, devido à sua desorientação, foi transferido para outro hospital. O menino teve que passar por uma cirurgia no cérebro. Em sua curta vida, um acontecimento que foi novamente um momento de grande angústia. Ir para um hospital que ele não conhecia, estabelecer contato com outra equipe multidisciplinar não foi fácil!

Como profissional, me senti impotente e triste por não estar lá e não poder ajudá-lo porque era outro serviço e não tínhamos recursos especializados para resolver sua situação. Alguns meses depois, este rapaz, Tiago, regressou à nossa unidade com uma flor, uma rosa, na mão, que lhe tinha sido dada pelo pessoal do serviço em que estava internado. Feliz por regressar à nossa unidade, Tiago, com o corpo magro e frágil, transmitiu muita energia positiva, que conseguiu partilhar com toda a equipe com um belo sorriso, pela felicidade de voltar `a Unidade. Pela minha experiência cuidando de todas essas crianças e contatando suas famílias, a luta contra a doença e a vontade de vencer sempre estiveram presentes!

Essas crianças incentivam os profissionais, por sua coragem, por seus pequenos presentes através de desenhos, pinturas, por fazerem objetos muito pessoais para enfermeiras, que preenchem seu dia a dia, mas com seus sorrisos, carinho e gentileza, essas crianças nunca esquecem. As crianças estão sempre em nossos corações, mesmo que estejam longe de nós!

Esse cuidado transformador tem sido muito benéfico na minha vida, em que temos que estar abertos ao outro, manter sempre a esperança e quebrar algumas regras para que a criança se sinta feliz. Tudo isso é um grande mistério...

Florence Nightingale, em seu tempo, referiu-se à Enfermagem como uma das artes; pode-se dizer, a mais bela das artes! Por isso, ainda hoje a Enfermagem é uma arte e quando acreditamos, milagres acontecem... Depois de alguns anos, decidi adquirir novas experiências em outro contexto profissional, mas sempre cuidando de crianças. No começo não foi fácil, pois depois de receber tanto amor dessas crianças e dedicando-me a esse trabalho, foi difícil para mim não estar com essas famílias. Nessa unidade foi a primeira que trabalhei como enfermeira, senti um vínculo muito grande com as crianças/famílias e a equipe. Mas a vida é assim e temos que aceitar as mudanças...

Assim, alguns anos depois pude sentir emoções semelhantes ao meu trabalho anterior, a emoção de gratidão, de fazer algo que muda a vida da criança/família. Já na Saúde da Criança, em contexto de atenção primária, a grande maioria das crianças é saudável e utiliza a unidade para monitorar sua saúde e atualizar as vacinações. Nesse contexto, muitas famílias em situação de vulnerabilidade social e econômica também recorrem à unidade. A atitude dessas famílias em relação aos profissionais sempre me surpreendeu!

É uma atitude de gratidão, com expressão única através de grandes sorrisos na presença das crianças. Elas demonstram olhares e gestos afetuosos ao interagir com as enfermeiras. Às vezes alguns pais são tão empáticos que nos perguntam se estamos bem, preocupados com a situação das enfermeiras. Essa capacidade emocional dessas famílias é surpreendente, pois elas também têm problemas pessoais, mas conseguem demonstrar simpatia pelos enfermeiros e valorizar seu trabalho diário.

Muitas vezes, a enfermeira é a único elemento que consegue resolver uma situação que não foi abordada anteriormente. Atender às necessidades das famílias é um desafio constante, que exige do enfermeiro conhecer a cultura da família, suas crenças, suas necessidades e respeito. Devemos sempre mostrar disponibilidade e empatia ao cuidar. Muitas destas famílias viajaram milhares de quilómetros para chegar a Portugal e ter uma vida melhor, longe da família.

Ao cuidar dessa população, deve-se levar em consideração sua cultura, estilo de vida e idioma, o que se traduz em um trabalho exigente, mas gratificante.

Para Fernando Pessoa "O valor das coisas não está no tempo que duram, mas na intensidade com que passam, por isso existem momentos inesquecíveis, coisas inexplicáveis e pessoas incomparáveis."

Acredito que na Enfermagem a prática do cuidado humanizado deve estar sempre presente e jamais será esquecida!

Márcia Leandra Santos

Doutorado, MSN, CNS
Doutoranda em Enfermagem; Enfermeira Mestre e Especialista em Saúde Mental e Psiquiátrica

Portugal

O mistério e o milagre de passar a chama da lâmpada

A sorte foi lançada nas Montanhas das Estrelas, onde a semente nasceu. Ela foi jogada na terra como estudante de Enfermagem. Fortalecido e abalado ao mesmo tempo. A carreira de enfermagem não foi fácil. O tom quase militar de algumas professoras e enfermeiras de outro tempo, às vezes a fazia murchar...

O tom alegre e a mente aberta e esclarecida de algumas professoras e enfermeiras de outro tempo, fizeram com que ela se descobrisse e florescesse.

O primeiro milagre aconteceu em uma aula de Ortopedia. Um desses brilhantes professores de outra época desafiou a turma: "Escreva um texto, que pode ser anônimo, respondendo às seguintes perguntas: Quem sou eu? De onde venho? Para onde vou? O que estou fazendo aqui?!" Esse foi o desafio do professor: "Quem não entregar reprova na matéria!!"

O desafio deixou toda a turma maravilhada. "Para que? O professor não está bem... Qual é o sentido disso para nós, estudantes de enfermagem? Esta é uma aula de Ortopedia!"

Nesta mesma disciplina aprendemos sobre Shiatsu, Reiki, Chakras, aura, Hipnose, Meditação. Lembro-me de ouvir com muita atenção minha professora falando como ela tranquilizava seus pacientes, nos serviços onde trabalhava, com algumas dessas técnicas. Lembro-me, como se fosse hoje, como fiquei fascinada. Eu sabia de tudo que ele tinha e como ele me fazia questionar, procurando mais informações em revistas, livros e na internet. Lembro-me de como costumávamos fazer meditação antes do início das aulas e especialmente a meditação da flor dourada e do fio de ouro que me conectava com o céu e a terra.

Fascinada, comecei a meditar regularmente. Para não falhar, comecei a escrever. Quem sou eu? O que estou fazendo aqui? Onde vou? De onde venho? Começo a responder pelo mais óbvio: Claro que sou a Márcia! Mas não sou apenas meu nome, não posso ser apenas um nome. Venho do ventre de minha mãe, mas venho de antes de um óvulo e um espermatozoide. Mas, antes de tudo, de onde eu venho? E onde eu vou? O que faço aqui? Estudo, trabalho, caso, tenho filhos, morro?

Começo a mergulhar abaixo da superfície, além de um nome, além de uma linha do tempo com eventos que são definidos apenas cronologicamente e culturalmente. Atrevo-me a ouvir-me com mais atenção. Sento-me em posição de lótus na cama do meu quarto de estudante e medito. Começo a perceber meus pensamentos acelerados, contraditórios e exaustivos. Pausa. Começo a observar meus pensamentos, distanciando-me deles. Eu assisto meus pensamentos como legendas de filmes. Eles começam a desacelerar. Raramente penso em algo. É tão incrível que mais tarde chamo esse fenômeno de "tudo do nada". De repente, na meditação, enquanto respiro, me vejo inspirando "tudo" e expirando "nada". Eu sou tudo e nada. E em Tudo e Nada percebo o sagrado, o mistério, o sentido da vida. Percebo que o sagrado me habita, sempre me habitou, mas só o conheço quando me permito vê-lo, quando o sinto, quando me deixo ir. Eu o observo. Sou testemunha da minha vida, de mim mesmo, da minha existência. Eu sou a atriz no palco da vida e também sou a diretora, e "aquela" que está longe e pode ver toda a 'cena'.

À noite eu olho para as estrelas. E eu fecho meus olhos. Então eu me lembro que quando eu era pequena eu fechava meus olhos repetidamente e me perguntava por que quando eu os fechava, eu via os mesmos pontinhos de estrelas, as mesmas estrelas no céu. Então eu respondi para mim mesma:

"O Universo está dentro de mim."

Com essas memórias passadas mas vívidas, mergulho mais fundo: sou também as estrelas que me habitam. Ao mesmo tempo que venho da árvore filogenética comum a todos os homo sapiens, sou também uma 'estrela' única e irrepetível. E eu sou todas as outras estrelas também. Eu sou o Todo. Eu sou o Todo. Eu contenho o universo inteiro. Eu também sou Nada: vazio, silêncio, quietude, espaço, escuridão. Também começo a observar as nuances da minha própria alma, meus humores, o desânimo, as decepções, as conquistas, os desafios, a tristeza, o testemunho do sofrimento humano... E continuo escrevendo.

Entro, vivo, atravesso as profundezas onde habita a negritude, observo espaços com lixo, com negatividade, ao mesmo tempo que começo a aceitá-los. Eu não sabia que eles existiam, como eles me abalaram, a influência que eles tiveram em mim. Ao mesmo tempo, penso e sinto: "Sou mais do que isso". Eu sou uma centelha divina, com um propósito. O que estou fazendo aqui? Eu cumpro minha missão... Mas o que é? Por que eu nasci? Por que eu sou eu? Mais perguntas do que respostas... O que estou fazendo aqui? Eu me conheço, pensei. Eu me torno o que sou capaz de ser, seja o que for. Eu fico melhor, eu me descubro. Faço o bem aos outros, meus amigos, minha família, meus pacientes, valorizo a vida deles, quem eles são, como são.

Observo: na vida interior há tremores, como há terremotos na superfície da terra. Sim. Há profundezas escuras que nos habitam, assim como há guerras entre países. O exterior e o interior não são diferentes. São apenas dois lados da mesma moeda. Por que sabemos tanto sobre o exterior e investimos tão pouco no interior? Há também guerras, terremotos, brigas, violência, lixo, falta de reciclagem, falta de oxigênio, falta de presença e nutrição afetiva. Quem vive em si mesmo? Vivo em mim? Atrevo-me a viver minhas experiências, ou deixo-as de lado olhando para fora, vendo a novela, o jornal, o último filme que saiu no cinema, tudo o mais, sem saber de mim? Eu sou apenas um estranho?

Mergulho mais fundo... passo a me ver como um ser cósmico. Já não sou apenas da cidade de La Guardia, nem de Portugal. Eu nem sou mais um habitante do planeta Terra. Eu sou do cosmos. Eu sou cosmo. Eu sou poeira estelar... Não tenho apenas 21 anos, também possuo em mim a idade do Universo...

Mergulho sob as ondas, onde o oceano escurece. Como ver o que está lá embaixo? Então é mais seguro ficar na superfície? Temos que ir ao fundo. Eu sou a lâmpada que posso acender para iluminar meu caminho, minha jornada, meu espaço de tempo aqui. Eu sou a lâmpada ao mesmo tempo que sou a luz. Como faço para acender? Como eu vejo?

Eu ouço música e começo a dançar. Começo a dançar de olhos fechados, numa espécie de dança-meditação. Viajo pelo imanente e pelo transcendente. Eu me conecto com o sol e me conecto com a lua. Estou entre o sol e a lua, entre o céu e a terra. No meio. Sou instrumento do divino ao mesmo tempo que sou divino. Posso trazer luz para mim mesmo e posso trazer luz para os outros. Eu posso me encher de amor e posso encher os outros com meu amor.

Eu sou um campo nascente. Estou me conhecendo. Eu escrevo. E como é bom escrever. Como é bom ver além do normal... Como é bom ser como a garça e olhar para baixo, ver uma foto maior, ver de longe. Como somos todos lindos! Viver é uma oportunidade maravilhosa! Por que nos tratamos mal? Nós e outros? A vida é um milagre que deve ser protegido, louvado, santificado.

Por fim, submeto o trabalho anonimamente. Não vou

suspender.

Depois de algumas semanas, a professora diz que gostaria de ler um texto anônimo. Começa a ler. Depois de alguns momentos, sentado à minha mesa na aula, começo a me encolher, porque começo a me ouvir. Dá-me taquicardia, não me atrevo a olhar para ninguém. Os primeiros parágrafos são lidos. A professora pergunta: "A pessoa que escreveu este texto gostaria de se apresentar?" O silêncio assombra a sala de aula. Ninguém responde. Estou em pânico, não gosto de me expor. Os minutos parecem horas... Ela pergunta novamente. Um silêncio sem fim é perpetuado na sala de aula. Eu não falo. Depois de um tempo, ela diz: ok, vou continuar lendo. Essa pessoa entrou lá, a jornada é assim, então ela está no caminho certo." Ela continuou lendo e eu continuei me ouvindo, agora ao som de outra voz, outro ritmo, outro timbre. É bom ouvir de você.

Depois dessa experiência chocante e avassaladora, fiz um pacto comigo mesma. A cada dia me tornava mais íntima de mim mesma, me tornava, a cada dia, um ser humano melhor, mais humano. Eu me tornaria, todos os dias, essa lâmpada, essa chama que acende no escuro, que ilumina, cuida, presta atenção, que dá alento, calor, amor e humanidade ao Outro e, sobretudo, a si mesma. Essa experiência e essa professora foram um milagre na minha vida, capaz de mudar a ideia muito limitada que eu tinha sobre mim e sobre o Ser Humano! Essa experiência mudou o rumo que minha trajetória profissional tomou. Me apaixonei pela vida, pela mente humana, pelo desenvolvimento pessoal, pelo autoconhecimento. Minha professora me inspirou muito! Ela mesma era uma lâmpada acesa, para si e para os Outros. Passou, não só a lâmpada, mas também a própria chama, aquela que consegue iluminar almas e corações. Ao longo da minha carreira como enfermeira, continuei a inspirar-me em outros docentes de Enfermagem, e a todos agradeço o exemplo que me deram!

Como homenagem à minha professora de Ortopedia, pelo processo de iniciação, deixo aqui este testemunho. E em homenagem a todos os professores de Enfermagem, que inspiram e facilitam esses mistérios e milagres aos seus alunos, aqui ficam dois poemas, escritos por mim.

Obrigado a todos por serem a lâmpada e a chama que nos permite passar a luz e continuar iluminando e brilhando!

O Santo Guerreiro

Um dia você também estará curvado, inanimado, exausto no chão.

Um dia você ouvirá tudo o que deixou de fazer, o que deixou de dizer ou o que não quis assumir. Um dia você vai olhar para trás e sentir o quão grande você foi, a imensidão que você carregava. O amor e a paixão que te constituíram.

Nesse momento, você verá o Guerreiro que habita em você:

As batalhas que você poderia ter lutado E o potencial que você poderia ter vivido...

E agora que você morreu e se rendeu ao fundamento perpétuo da existência

E que você renasceu de si mesmo, com suas dores de luta

Eu te dou as boas vindas, Santo Guerreiro

Homem e mulher, terno pai e mãe

Reis e Rainhas coroados em seus próprios reinos e reinados.

Porque você pertence a si mesmo

Estrelas cadentes na casa cósmica! Reflete a luz dourada simples e forte.

Neste imenso campo de batalha

De amor e poder manifestado

Do que você realmente é feito

Marcia Santos

Eu desejo a nós, Homens Cósmicos

Eu desejo a nós, Homens Cósmicos
Onde quer que vamos, a prosperidade toma forma... o amor fertiliza e... como o ser... se derrete e se abre para a terra, deliciando-se com todos os nutrientes que o homem colheu e plantou... ciclo após ciclo... ciclo...
Quero que tenhamos confiança absoluta, mesmo diante de um medo abismal.
A entrega radiante, entregue ao mistério...
Olhos fechados, absorvidos e surpreendidos pelo desconhecido...
Desejo, poemas de homens, seus perfumes, dançados em versos, do que você é e do que você se permite ser cada vez mais...
Desejo que o amor se manifeste, em cada toque, em cada doçura, em cada som de voz lançado...
Desejo o requinte da vida, em cada doçura emitida do centro, da esmeralda, do tesouro radiante que brilha... O Todo vislumbrado, a perspectiva que respirou, que respirou, que assumiu sua grandeza...
Desejo, neste ciclo de ciclos, abrir-me à vida, à transparência, às dádivas da vida... à manifestação carnal e sagrada do ser.

Márcia Santos

María Cristina Márquez Saavedra

Enfermeira

Chile

Milagre ao acordar

À noite, preparando-me para descansar, agradeço à Divindade pelo dia que termina, os mistérios vividos, o serviço prestado, as conquistas e o que aprendi.

Cesso minha vigília, decretando meu descanso como processo de desintoxicação e renovação para alcançar a saúde perfeita.

Eu inundo minhas células, tecidos e sistemas com a maravilhosa terapia renovadora de luzes coloridas, para alcançar a cura necessária.

O milagre acontece todas as manhãs, quando meu relógio interno abre os olhos e minha consciência me faz saber que mais uma vez estou pronta para mais um dia de aprendizado.

Meu ser interior aprecia esta oportunidade de continuar o processo de crescimento, serviço e despertar, estou inundada de sentimentos de gratidão e aceitação para sair da cama.

Cada pensamento e sentimento gera em meu ser físico o milagre da vida e da cura, inundando-me de energia e força, que posso entregar a cada ser que vem comigo à terapia.

Revendo páginas antigas da minha existência, não me lembro de ter vivido essa experiência maravilhosa. Lembro e descubro que apareceu depois daquele terceiro câncer remido, ficando cada vez mais firme com as experiências extremas... a última estava vivenciando a proximidade da morte por COVID.

Um pensamento positivo, um ciclo respiratório, o bater do coração, estar consciente de mim mesma aqui e agora, todos os milagres maravilhosos que me despertam em um estado permanente de gratidão infinita.

A minha existência renovada permite-me valorizar cada vez mais o aqui e agora, agradecendo cada minuto da vida maravilhosa que, sendo o meu melhor ensaio, permite-me ajudar os outros na sua terapia.

Mayut Delgado Galeano

Enfermeira. Esp. Cuidados Críticos. Mestre em Enfermagem. Universidade Industrial do Santander Caritas Coach®

Colômbia

Guadalupe "O Milagre"

Era um dia ensolarado de abril. Tudo parecia tranquilo na unidade de terapia intensiva neonatal onde passei meus últimos anos como enfermeira, até que fomos alertados para receber uma mãe de 16 anos, com 26-27 semanas de gestação, que havia entrado na sala de parto em expulsivo. Depois de dar à luz com muita ansiedade, pois o bebê era muito pequeno, naquela tarde deu entrada na unidade minha paciente, recém-nascida prematura de 27 semanas de gestação, 860 gramas de peso, menina. Naquela época eu não sabia o nome dela, depois descobri que o nome dela era Guadalupe (nome alterado para proteger a identidade), um bebê muito desejado, indefeso, totalmente dependente dos meus cuidados. Muitos na sala viram que não havia esperança, dizendo: "Ela é pequena demais para sobreviver". Por outro lado, quando a recebi, pude sentir em sua pele e ver em seus olhinhos que ela esperava que tudo o que era feito na unidade não a machucasse, a deixasse doente, incapacitada ou morresse.

Naquela época, Guadalupe tinha importantes necessidades fisiológicas em todos os seus sistemas: respiratório, cardiovascular, neurológico, gastrointestinal, imunológico, mas também afetivo. Sempre pensei que se estabelece um vínculo afetivo entre a enfermeira e os bebês que é muito difícil de comprovar cientificamente e que muitos não entendem, mas que quando você está em contato com eles sente uma ligação profunda, e é aí que o cuidado surge na enfermeira.

Eu, sua enfermeira, estava ali, ao lado dela, sentindo uma grande responsabilidade por aquele ser minúsculo, com medo, tenho que admitir, mas ao mesmo tempo com segurança e com uma grande vocação e amor pelo que eu faço e logicamente para os bebês que eu cuido.

Quando vi seus olhos entreabertos e senti sua mãe chorar, acreditei que a vida para Guadalupe e sua mãe era possível, algo que muitos consideravam improvável. Este momento único e irrepetível despertou em mim uma grande ternura, sensibilidade e, porque não reconhecer, o meu papel de mãe. Identifiquei rapidamente os cuidados que precisava prestar. Em primeiro lugar, notei que ela estava com frio, então era necessário cuidar da hipotermia para que não a prejudicasse. Coloquei ela cuidadosamente na incubadora, coloquei o sensor de temperatura em seu corpinho para que a incubadora funcionasse bem e, assim, Guadalupe se aquecesse. Posteriormente, foi necessária a aplicação de surfactante pulmonar, mas, para isso, precisou ser intubada primeiro. Mesmo sendo um procedimento de rotina na unidade, era importante que fosse feito com segurança, e embora eu não fosse fazer, minha presença consciente e meus cuidados foram importantes para honrar a vida de Guadalupe, desde o controle da saturação, de batimentos cardíacos e minha presença plena evitaram uma das complicações mais temidas nesses recém-nascidos: hemorragia intraventricular.

    Uma vez que a via aérea foi estabelecida, foi administrado surfactante pulmonar. Imediatamente notei a melhora em seu padrão respiratório e saturação. Agora eu realmente tinha que favorecer a administração da via oral, por isso passei uma sonda orogástrica e a fixei sutilmente em seu lábio superior. Da mesma forma, ela teve que privilegiar o conforto e uma posição adequada, colocando-a em um ninho feito especialmente para ela e, claro, a partir de agora era extremamente importante observá-la sem tocá-la demais para não gerar estresse e protegê-la da sepse.

O ambiente em torno dessa interação foi enquadrado pela família ansiosa por aquele bebê, com muito medo e incerteza sobre o que poderia acontecer. Em geral, uma UTI é administrada em um ambiente muito barulhento e claro que não favorece a adaptação desses bebês, por isso privilegiamos um ambiente saudável com pouco controle de ruído e luz, para o qual colocamos um cobertor na incubadora que protegê-lo do ruído e da luz e que também reduziria as perdas de calor por convecção. Também foi importante promover o vínculo afetivo, inicialmente comigo, por isso a toquei com suavidade e firmeza para que ela se sentisse calma e amada...

No dia seguinte foi importante promover esse vínculo com a mãe, ponto importante para a recuperação do bebê. Por isso, quando a mãe chegou, eu a cumprimentei, dei as instruções de admissão e depois a ajudei a ir para a incubadora onde ela estava (Guadalupe).

Na minha experiência na unidade, percebi que não é fácil para os pais verem seu bebê tão pequeno e cheio de tantos cabos e tubos. Eles geralmente ficam sempre impressionados, então era importante que ela não fizesse esse reconhecimento sozinha.

A mãe estava dolorida, assustada e, logicamente, ansiosa para vê-la. A primeira coisa que ela me perguntou foi como estava o bebê; o segundo se ela podia tocá-la. Respondi suas perguntas e enquanto ela estava contando sobre seu bebê, abri a porta da incubadora para ela e disse para ela tocá-la suavemente, que ela sentiria sua presença. Nessa altura acompanhei os dois no seu primeiro reencontro, era apenas apoio para a mãe, porque aquele momento era das duas e considerava que o melhor que podia fazer era ficar calada, acompanhando-as. Guadalupe ficou satisfeita com este encontro, não desanimou, seus sinais vitais melhoraram, e ela pôde até descrever um rosto de satisfação em ambos. Naquele momento, senti imensa gratidão por poder fazer parte dessa conexão de humano para humano, para testemunhar o milagre da vida, amor, confiança e gratidão.

A cada dia que enfrento meu papel de enfermeira com esses neonatos, aprendo com eles e aprimoro ainda mais minha sensibilidade interpessoal, então nesse sentido ganhamos muitas coisas. Ela conseguiu uma adaptação neonatal adequada, e depois de ter passado 2 meses na unidade, superando dias difíceis, acompanhando-nos,

vendo-a crescer, dando-nos coisas novas a aprender todos os dias, não só como pessoas, mas como profissionais, Guadalupe, a menina milagre, partiu para sua casinha, com os pais, feliz, sem complicações neurológicas.
Ganhei grandes coisas. A primeira foi o reconhecimento de que, como enfermeira, é importante o conhecimento em áreas básicas, mas que esse conhecimento não é nada se eu não aplicá-lo com responsabilidade e senso comum e crítico. Também tive a sorte de testemunhar um milagre que me mudou como pessoa e profissional para sempre. Além disso, tive uma grande sensação de felicidade e conforto profissional, e aumentei minha sensibilidade interpessoal não só com os pacientes sob meus cuidados, mas também com os pais. Compreendi que cada pessoa tem uma história pessoal, um contexto particular que faz a diferença no cuidado, e reconheci que nesta área em que trabalho, não temos apenas um paciente, o recém-nascido, mas também a nossa interação é com os pais, nenhum deles é o mesmo, ou reage de forma semelhante mesmo em situações semelhantes.

Mónica García Orozco

Enfermeira Especialista em UTI, Mestre em Enfermagem

Colômbia

O momento esperado

Como enfermeira na Unidade de Terapia Intensiva, realizava minhas atividades com o empenho de sempre, tinha consciência do motivo de estar ali. Eu já havia concluído a especialização e naquela época não trabalhava naquele local há mais de dois anos, e era difícil enxergar as situações do dia a dia da unidade.

Sempre mantive meu espírito alegre apesar de ser um lugar onde os pacientes passam por cirurgias complexas, o estresse é vivenciado pelo barulho dos monitores e, o mais importante, os pacientes estão ali porque querem continuar lutando e vivendo o seu dia a dia, porque sofrem de uma determinada doença: "câncer".

Um dia chegou Milena, uma profissional de 40 anos, advogada, mãe de dois filhos de 11 e 13 anos, linda não só na aparência física, mas também refletia sua melhor harmonia com tudo que a cercava, definitivamente irradiava amor, vitalidade e paixão pela vida. Apesar de tudo isto e apesar de ter a melhor atitude perante a vida, era uma mulher que convivia há dois anos com o cancro da mama e que agora estava ali por ter feito a cirurgia de reconstrução mamária, pois tinha todas as condições favoráveis para tal.

A relação que tive com Milena no início foi a de sempre. Muitas vezes eu perguntei a ela como ela se sentia. Se ela estava com dor, eu administrava a medicação, a auxiliava no horário de visita e assim, dessa forma, nosso relacionamento era empático e assertivo. No entanto, a cirurgia logo não apresentou resultados, os retalhos e enxertos colocados em Milena não funcionaram.

Durante semanas ela teve que passar por muitas cirurgias, o que é esperado nesse tipo de procedimento, então era hora de dar um tempo e ter fé que ela se recuperaria. Com o passar dos dias comecei a ver nela alguém diferente, não sei se pela idade, pelo estilo de vida que levava, pelas condições, mas para mim ela não era mais apenas mais uma paciente na unidade, mas sim tornou alguém especial.

Havia um compromisso com ela que me obrigou a tratá-la de forma diferente. Milena era uma mulher que refletia que tudo o que estava passando era doloroso, mas mesmo assim demonstrava uma coragem única, uma força invejável. Durante sua permanência passou por múltiplos eventos, desenvolveu síndrome de abstinência, delírio e muitas vezes, devido ao seu estado de consciência, não tinha resposta verbal adequada.

O tempo passou e a cirurgia definitivamente não deu certo, ela adquiriu uma infecção que não fez nada funcionar apesar dos tratamentos, ela fez lavagens cirúrgicas periódicas e a dor foi aumentando. Aquele rosto de alegria, otimismo, confiança que ela mostrava no início estava mudando e ficando cada vez mais triste. A dor era tanta que ela precisou de adesivos de fentanil para se livrar dela, mas mesmo assim, ela tentou manter o rosto sorridente no momento da visita, apesar do pouco tempo que tinha para ficar com a família.

Seu núcleo familiar era, sem dúvida, lindo, principalmente sua relação afetiva com o marido que estava sempre ali para apoiá-la, constantemente lhe dizendo como ela estava linda. Com beijos muito suaves na testa e nas mãos, ele fortaleceu o que sentiam um pelo outro, dando a Milena um novo ar de ilusão.

O tempo passou e para nós da equipe de apoio era muito triste ver em cada turno como a condição não melhorava, mas piorava. Ela estava internada há mais de um mês e estava definitivamente perdendo a batalha... seu peito mostrava o flagelo da doença, as feridas eram graves, a dor era imensa e só podíamos ver que sua luz estava desaparecendo lentamente diante de nossos olhos e agir impotente.

Muito tempo se passou e talvez por causa do meu trabalho, eu perdi meu horizonte, eu não tinha percebido que Milena tinha uma necessidade fundamental que não havíamos prestado atenção, deixamos de lado a necessidade fundamental da Milena! Seus filhos, seus lindos filhos que deixara em casa com a promessa de seu breve retorno.

Apesar da doença, das dores, das cirurgias, ela nunca se esqueceu dos filhos e eles eram sua maior preocupação, sabendo que ela não poderia estar ali, cuidando deles; ela constantemente se preocupava em não poder compartilhar todas as atividades diárias de seus filhos e todos os seus momentos especiais.

Agora que sou mãe, também entendo que as crianças são o motor da vida, por isso quando Milena me perguntava coisas como: "Quando vou estar lá de novo? Poderei ser a mesma de novo e retomar minha vida como era antes? Quanto mais terei que esperar?" Eu não podia responder às suas perguntas com clareza, só podia contar a ela sobre mais um trânsito da vida.

Infelizmente, a verificação das respostas nunca veio porque sua condição piorou, sua deterioração foi maior; finalmente os médicos decidiram que sua situação já era muito complexa, que nada era eficaz e ela se tornou uma paciente paliativa com diagnóstico de mínimo esforço terapêutico. Toda essa situação me levou a grandes perguntas. Eu constantemente me perguntava a que horas tudo isso aconteceu! Ela estava vindo para uma cirurgia que melhoraria sua aparência nada mais! Em que momento essa vida começou a desaparecer! Então, um sentimento de impotência tomou conta de mim.

Vendo esta situação, e antes que piorasse, ela nos disse um último desejo: ver seus filhos! E como eu não poderia ter feito isso antes! Fiquei com pena, porque não percebi antes a sua real necessidade?... Comecei a observar as condições do local onde estávamos, um local onde as visitas são restritas, o acesso de crianças não é permitido, o mesmo isolamento que ela teve por causa de sua condição foram fatores que dificultaram essa decisão e, embora não fossem crianças muito pequenas, as dúvidas vieram à minha cabeça; como eles reagiriam ao ver sua mãe nessas condições? Seria bom para eles vê-la assim? Seu corpo, suas feridas. Que lembrança eles teriam de sua mãe? Ela não era mais a mesma que havia saído de casa há quase 60 dias para se submeter a uma cirurgia que melhoraria sua vida.

Apesar das contradições, das dúvidas e dos questionamentos, arrumamos tudo para que ela e seus filhos pudessem se ver. Foi uma tarde, um dia que para nós também se tornaria algo especial, transcendental; era o dia em que ia ver os filhos depois de tanto tempo; tocá-los, senti-los e, claro, eles também foram ver sua mãe.

Naquele momento, o tempo parecia ter parado na UTI e que importava apenas o cubículo em que estavam, unidos, como família, como há muito não faziam. A alegria que o ambiente teve naquele dia não tem descrição, a felicidade que ela demonstrou encheu nossos corações, parece que aquele momento se tornou duradouro. O dia se tornou memorável para cada um de nós, mas talvez o mais importante para mim foi quando no final do meu dia e antes de eu sair, ela pegou minha mão e ela agradeceu por deixá-la ver seus filhos. Naquele momento, senti talvez a maior satisfação que pude ter como profissional, senti como a relação que criamos durante o tempo que estive lá era cheia de significado. O milagre de fazê-la feliz diante de tanto sofrimento se manifestou.

Os dias se passaram e, finalmente, Milena perdeu a batalha. Eu me pergunto, talvez isso fosse a única coisa que faltava para que ela pudesse descansar, ficar em paz e poder ir tranquilamente? O vazio que deixou foi imenso e sua memória é indelével. Foi uma experiência de uma vida para todos e ainda mais para aqueles de nós que tiveram a sorte de estar lá com ela. Milena foi e continuará sendo um exemplo de vida. É por isso que ainda tenho uma medalha que sua mãe tinha na cabeceira de sua cama durante sua internação e simplesmente toda vez que olho para ela, lembro da coragem e força que ela sempre teve para enfrentar sua doença e sua dor.

Naiane Ribeiro Prandini

Doutoranda em Enfermagem

Brasil

A intuição orientando o cuidado profissional

Recuperando a história da minha vida, seguindo o convite para escrever esta história, percebo que, desde muito cedo, os sonhos e a intuição foram fatores importantes na minha vida. Ambos me conectam com a família querida, amigos e pessoas com quem não necessariamente mantenho contato. Aqui me limitarei a descrever a experiência de dois acontecimentos, um profissional e outro pessoal, guiados pela intuição, essa percepção, esse conhecimento profundo, intenso, para mim sempre misterioso, incompreensível e inexplicável do ponto de vista lógico e que me encontra e reconheço ao ler ou ouvir uma mensagem, ao ver uma foto ou um vídeo; que me move através de uma sensação ou memória muito forte, às vezes recorrente, sobre uma determinada pessoa.

No ambiente de trabalho, uma das experiências mais marcantes nesse sentido ocorreu durante o trabalho em um Centro de Atenção Psicossocial III (CAPS III), na capital de um estado brasileiro e, portanto, um ambiente voltado ao atendimento de pessoas com / ou sofrimento mental persistente. Em um de meus turnos noturnos neste local, cuja equipe profissional de atendimento incluía dois técnicos de enfermagem e eu como enfermeira, percebi que María, cuja condição exigia muita atenção, sofria de angústia mental, com sintomas psicóticos e grave ideação suicida. Senti, e não posso descrever de outra forma, que precisava subir para vê-la. Fui direcionada para o único quarto cuja varanda não tinha tela de proteção. Depois de passar pela porta entreaberta, no escuro, com parte da porta de vidro da sacada fechada, encontrei a paciente naquela sacada, silenciosamente fazendo uma corda com um lençol que seria o meio que ela usaria para seu suicídio. Aproximei-me dela e a escoltei para fora daquela sala, em segurança.

Em um nível pessoal, a experiência mais recente foi com Bella, uma conhecida da faculdade com quem eu não tinha tido uma conversa direta antes. Ela também é enfermeira e recentemente perdeu um familiar querido para o COVID-19.

Quando vi a publicação do falecimento desse familiar em uma rede social, escrevi para Bella expressando meu pesar. Em outras postagens subsequentes, nos dias seguintes a essa dolorosa perda, continuei enviando meus sentimentos de apoio (senti nas postagens e em mim mesma que foi doloroso, é por isso que descrevo).

Algum tempo depois da morte, Bella me escreveu com uma mensagem de agradecimento por minhas mensagens de amor. Nesta conversa, além das palavras, me veio a ideia de escolher e enviar uma imagem emoji para ela de um coração verde, diferente do que costumo fazer, pois costumo escolher o coração violeta pelo significado de renovação que essa cor carrega em si. Eu não fui a única a ficar surpresa. Bella disse que, em suas comunicações com esse familiar em vida, um de seus símbolos era usar o coração verde.

Como enfermeira, acredito, sinto e defendo que o cuidado de Enfermagem inclui, além das características técnicas, um conhecimento repleto de aspectos que transcendem o lógico e o prático e que podem resultar em benefícios incríveis para o cuidador e para o ser cuidado para, bem como melhorar a qualidade da assistência de enfermagem. E como pessoa, acredito no poder de cuidado que a intuição, a sabedoria e a luminosidade possuem capaz de me inundar e assim transbordar para o próximo, sendo vetor de harmonia e cuidado ao estabelecer interação, amar e estar verdadeiramente presente com o outro.

Silvia Ramírez

TCAE (Técnico em Cuidados Auxiliares de Enfermagem)

Espanha / Uruguai

Aquele frio no sangue...

Prefácio

Nasci no Uruguai, numa manhã de novembro, uma infância feliz, uma adolescência rebelde, ao longo dos anos, um cidadão do mundo.

Sou enfermeira e por motivos de vida vivo em Barcelona desde 2001.

Se eu tivesse um milhão de vidas, escolheria a profissão que tenho, e se tivesse um milhão de vidas, escolheria a que estou vivendo.

Tenho que agradecer a todas as pessoas que estiveram e estão na minha vida, pois acredito firmemente que é assim que deve ser. Cada lágrima derramada, cada risada, cada suspiro, cada eu te amo e não te amo, cada experiência de sorte e outras nem tanto, combinaram a pessoa que sou hoje.

E OBRIGADO a todos por lerem minhas histórias de alguns dos meus muitos turnos no Uruguai e na Espanha.

Parte I

Um dia de dezembro de 2011, meu celular toca: um número estranho, totalmente desconhecido.

Atendo: "Alô."

"Bom dia, estou ligando para você do Departamento de Enfermagem do Hospital VH para lhe oferecer uma vaga interina em Pediatria. Podemos marcar uma entrevista?"

Meu coração está girando, eu trabalhava com adultos há muitos anos, em outro hospital, e estava muito animada para voltar à Pediatria, que foi meu início na Enfermagem.

Eu respondo sim. No dia e hora combinados eu apareço. Realizei a entrevista, estava tudo correto, tinha experiência, currículo que me endossava.

Em 2 de janeiro me reporto para trabalhar com

os nervos correspondentes do primeiro dia em um hospital novo. Fui designada para o serviço de Cirurgia Pediátrica.

Apresentação de rigor: supervisor e colegas de turno. Inicio meu período de adaptação, onde explicam o funcionamento da usina, o espaço físico, regras gerais; desde onde estão os armazéns de materiais até que tipo de cirurgias e patologias cirúrgicas existem. Então, nas primeiras três horas, eu tinha mais informações do que minha cabeça podia conter.

Mas como sou uma boa aluna, caderno e caneta na mão, anotei absolutamente tudo.

Chegou o momento em que meu companheiro me levava aos quartos, me apresentava aos pacientes, uma descrição da patologia e pouco mais, já que era meu primeiro dia. No meu próximo turno eu já teria que atender meus próprios pacientes, embora você sempre tenha um colega que é referência para qualquer dúvida que surja.

Bem, começamos com os quartos do lado esquerdo do corredor. Entramos, cumprimentamos o paciente e sua família. Quando saímos da sala, ele me deu a explicação da patologia, tratamento, curas, medicação. Houve apendicite, uma lágrima de uma mordida de cachorro, colocação de uma derivação para hidrocefalia...

Chegamos ao quarto 12, quando cruzamos a porta,

aconteceu, como outras vezes, aquele frio intenso, interno, denso, que percorreu todo o meu corpo. Um frio estranho e sombrio.

Caminhei devagar, um menino loiro, uns 10 anos, lindos olhos azuis, a mãe ao lado dele, sorriu, nos cumprimentou. Meu parceiro me apresentou, perguntei como ela estava: "Molt bé", ela respondeu em seu catalão nativo.

Não tive ideia melhor do que colocar as mãos na beirada da cama, o frio se intensificou, me percorreu como um chicote, uma mistura de dor e eletricidade.

Minha mente como um relâmpago me disse: "Ele vai morrer". Saímos da sala, perguntei porque ele estava internado, meu companheiro me disse: "Uma bobagem, jogando futebol ele pisou errado, caiu e fraturou o fêmur. Operam depois...". Era meu primeiro dia, fiquei calada, se eu comentasse o que havia acontecido, logo imaginei os comentários dos meus novos colegas: Com a falta de pessoal que tem e mandam uma enfermeira com problemas psiquiátricos!

Eles o operam. Três dias depois, eles o operam novamente, fazem uma biópsia óssea. Quarenta e oito horas depois, o resultado: osteossarcoma... oncologistas, quimioterapia, meses de tratamento, de dor, de sofrimento, para ele e sua família. Neto e filho único, uma dor de partir o coração.

Meses depois, o desfecho trágico. Você não pode imaginar como me senti, além da profunda tristeza, me perguntando mil vezes, por que, por que e por que essas coisas acontecem comigo.

Não foi a primeira, foi uma das muitas percepções, intuições ou o nome que quiserem dar...

Parte II

Aquele episódio de 2012 foi um choque emocional e energético, não posso classificá-lo dentro de emoções, mas não foi a primeira vez. Fazer minha história anterior me veio à mente como uma das primeiras que me aconteceram quando acabei de terminar a faculdade.

Isso ocorreu no Uruguai, num hospital público. Eu pego a guarda, no turno das 6 às 12 horas, reviso as histórias e vou ver as crianças internadas.

Na sala 5 havia uma menina de seis anos com pneumonia, internada para fazer o esquema antibiótico; eu entrei, ela estava dormindo, seus pais se assustaram, um de cada lado da cama, agarrando suas mãozinhas. Fiquei comovida com aquela imagem; depois entendi, ela era sua única filha, tão sonhada desejada.

Seus pais eram mais velhos... Aproximei-me da cama, ela estava pálida mas respirava calmamente, sem esforço.

Quando coloco minhas mãos na cama, esse sentimento de frio intenso e extremo e o mau presságio na minha cabeça, algo me disse que não estava certo. O pediatra vem visitar, eu fiz o comentário: Doutor, o quadro clínico da menina do quarto 5, está me preocupando.

Ele terminou de visitar, completou as histórias, olhou para o RX. Quando ele vai para seu escritório, ele me diz: "Venha ao consultório um minuto, preciso falar com você."

Minha cabeça não podia ir mais rápido: O que eu fiz? O que eu não fiz? O que eu esqueci?

Porque, para ser honesto, como pediatra e neonatologista ele era excelente, mas era notoriamente rigoroso. Assim que entrei, ele me disse: "Tem que pedir mudança de serviço, vejo você muito suscetível a trabalhar em Pediatria. Pense nisso! Depois falamos." Fiquei chocada!

Como eu tinha dois dias de folga, decidi não pensar nisso, veria o que fazer.

No terceiro dia, voltei, e para aquelas coisas que não sei explicar fui direto para o quarto 5, a cama dela estava vazia.

Perguntei aos meus colegas, a resposta foi: "No mesmo dia em que você disse ao médico que estava preocupada, à noite tivemos que arrumar um leito em uma UTI pediátrica em Montevidéu, ela piorou de repente, não podia respirar, aparentemente a pneumonia se complicou."

É quando a pediatra de plantão chega para fazer uma visita, ela é muito amiga minha, nos conhecemos a vida toda, e eu digo a ela: você sabe alguma coisa sobre Elena, a menina que foi transferida por pneumonia? ?

O rosto dela mudou, ela começou a chorar, ela me disse que era pediatra dela desde que a menina nasceu, ela me contou toda a história do que os pais passaram para poder tê-la, tudo entre soluços... não sei o que fazer... quando ela se acalmou...

"Silvia, Elena morreu um dia depois de se mudar, uma pneumonia bilateral que progredia rapidamente, seus pais me notificaram imediatamente, eles estão devastados." E a imagem deles de mãos dadas voltou para mim.

Não acreditei, mil vezes me perguntei o porquê, como é que percebi essas coisas.

Epílogo

Nestes anos de profissão, comecei a treinar em terapias complementares: Reiki, Mindfulness, Inteligência Emocional, PNL, Sonoterapia, Kundalini Yoga, e hoje continuo a treinar.

Comecei a entender que quase todas as pessoas têm essas capacidades, que às vezes não damos importância a elas. O que acontece é que alguns de nós as tem mais desenvolvidas do que outros. Com o passar do tempo, desde que a prática da meditação passou a fazer parte da minha vida, tenho percebido que essas capacidades estão se desenvolvendo ainda mais.

Meu conselho é ouvir a si mesmo quando essa voz interior falar com você, não apenas no local de trabalho, mas também em sua vida pessoal.

Temos um potencial interno que devemos desenvolver. Temos esse poder na infância e com o passar dos anos ele vai se perdendo, vamos escondendo.

A gente mora lá fora, as roupas, a casa, o carro, as viagens; Não estou dizendo que é errado, mas me permito dizer que começamos a cuidar da nossa essência, do nosso eu, da nossa mente, do nosso corpo, que é o nosso templo...

Um abraço de Energia Universal.

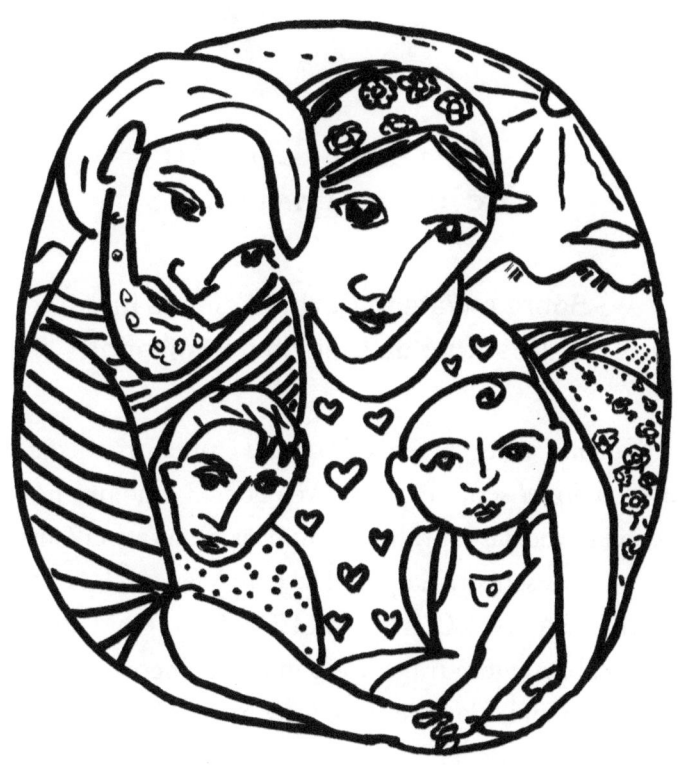

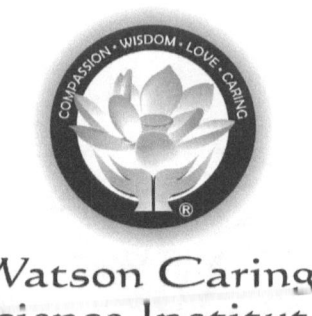

Watson Caring Science Institute

Sobre o Watson Caring Science Institute (Instituto da Ciência do Cuidado)

Watson Caring Science Institute é uma organização internacional sem fins lucrativos 501c(3) que promove as filosofias, teorias e práticas unitárias da 'Watson Caring Science', desenvolvida pelo Dr. Jean Watson, RN, Ph.D, AhnBC; FAAN, LL (AAN). A Ciência do Cuidado é uma abordagem transdisciplinar que incorpora a arte e a ciência da enfermagem e inclui conceitos das áreas de filosofia, ética e ecologia e medicina mente-corpo-espírito. Estima-se que existam 400 hospitais nos Estados Unidos cujo modelo de prática profissional é baseado na ciência do cuidado de Watson (também chamada de ciência unitária do cuidado). O instituto formou centenas de Caritas. Nossa missão é traduzir a teoria em práticas concretas de pessoa para pessoa que ajudam a redesenhar o c cultura de cuidados de saúde e outras organizações através das quais os profissionais "vivem" a teoria em suas vidas profissionais e pessoais, melhoram o atendimento ao paciente e reduzem o desgaste da equipe. Com foco em pesquisa, educação, práxis, legado e liderança. O Instituto visa aprofundar o desenvolvimento e a compreensão da Watson Caring Science e dos 10 Caritas Processes®, para transformar drasticamente as experiências de cuidado e cura de pacientes/famílias em escolas, hospitais, na comunidade em geral e em nosso planeta.

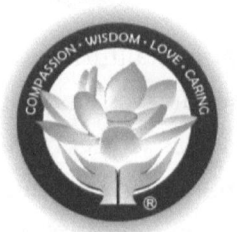

Watson Caring Science Institute
Latino-Iberoamérica

Sobre WCSI / Latino – Iberoamérica (LIA).

Os grupos de países do WCSI na América Latina e Ibero-América (WCSI - LIA), constroem e estendem a obra de vida da Dra. Jean Watson, sua teoria do Cuidado Humano e a Ciência do Cuidado Unitário, nos idiomas espanhol e português. Os Grupos WCSI - LIA são um grupo interdisciplinar de enfermeiros e profissionais de saúde dentro de uma área geográfica específica (país), que geram novas formas de conhecimento acadêmico, educação, liderança e prática clínica. Os membros compartilham os valores pessoais e profissionais da Caritas, com o compromisso de defender o cuidado humano, a cura e a saúde para todos.

VISÃO: Os Grupos WCSI - LIA serão vistos como referências comprometidas com a melhoria da manutenção do cuidado e da cura humana dentro de suas comunidades regionais que irradiam para o mundo.

MISSÃO: Apoiar e fortalecer o desenvolvimento, implementação e divulgação do Cuidado Humano e Ciência do Cuidado da Dra. Jean Watson na América Latina e Ibero-América.
Com uma abordagem focada em pesquisa de enfermagem, gestão, educação, prática e liderança. O Watson Institute na região visa aprofundar o desenvolvimento e a compreensão das práticas da Ciência do Cuidado e da Caritas para transformar drasticamente a experiência que o paciente e a família tem na tarefa de cuidar e curar, em casa, nas escolas, hospitais e em o ambiente mais amplo do nosso planeta.

Sobre os editores

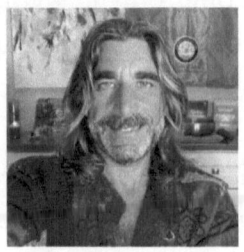

HÉCTOR ROSSO

Enfermeiro graduado pela Universidade Católica do Uruguai.
Especialista em Enfermagem em Saúde da Família e Comunidade (UDELAR). Duplo Mestrado em Gestão Estratégica especializado em Organizações de Saúde, Universidade Europeia do Atlântico e UNINI. Doutorando (PhD) na Florida Atlantic University. Caritas Coach®, WCSI Senior Scholars e WCSI Physician nos Estados Unidos.

Héctor trabalha como enfermeiro há mais de 30 anos. Foi chefe de Enfermagem do Hospital Público Pediátrico do Uruguai e professor e diretor do Departamento de Educação e Saúde Comunitária (UCU). Estava ligado à direção do Hospital Psiquiátrico, CEREMOS/ASSE.

Atualmente é diretor do WCSI LIA. https://www.hectorrosso.com/

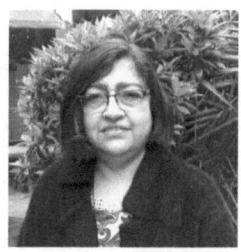

ERIKA CABALLERO MUÑOZ

Enfermeira – Parteira, PUC, Chile. Doutor© em Educação UNINI, México. Magister Design Instrucional, PUC, Chile. Diretora Acadêmica do Centro de Treinamento UVISA.
Professora Associada Watson Caring Institute e Caritas Coach.
Prêmio WCSI Visionary Caring Science/Caritas.
Especialista clínica em enfermagem neonatal de alto risco, com mais de 32 anos de experiência profissional, é diretora acadêmica do centro de formação UVISA. Desenvolveu sua expertise em enfermagem informática e educação a distância, com foco no cuidado humano. Membro TIGRE. Trabalhou como líder do Colégio Chileno de Enfermeiras e foi Membra do Conselho de Administração do Conselho Internacional de Enfermeiras para a região 6, 2017 a 2021. Atualmente é diretora da Universidade Católica Silva Henríquez do Chile.
✉ ecaballe@gmail.com

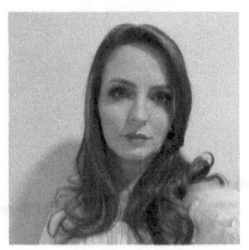

LUANA TONIN

Enfermeira graduada pela Universidade Estadual do Centro-Oeste (UNICENTRO).

Doutora em Enfermagem pelo Programa de Pós-Graduação em Enfermagem da Universidade Federal do Paraná (PPGENF-UFPR). Mestre em Enfermagem PPGENF UFPR.

Coordenadora da Rede Brasileira de Ciência do Cuidado Unitário.

Possui Residência em Enfermagem na área de Saúde da Criança e do Adolescente no HPP (Hospital Pequeno Príncipe). Especialista em Saúde Pública com ênfase em Estratégia Saúde da Família. Professora da Universidade Positivo (UP). Enfermeira da Secretaria Municipal de Saúde de Curitiba-PR. Membra do Núcleo de Estudos, Pesquisa e Extensão do Cuidado Humano em

Enfermagem (NEPECHE) da Universidade Federal do Paraná. Membra do La Vida-Watson Caring Science Institute LIA. luanatonin@gmail.com. Membro do La Vida-Watson Caring Science Institute LIA.
✉ luanatonin@gmail.com

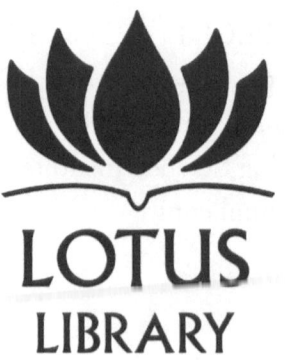

Sobre a Lotus Library

A Lotus Library é uma publicação certificada pelo Watson Caring Science Institute que continua a filosofia Science of Caring e visa incluir e promover uma abordagem científica humana e humanitária aos procedimentos, fenômenos e experiências do cuidado humano.

Nossa missão está ancorada no cuidado compassivo e na cura da unidade da mente, corpo e espírito. Nossas publicações exemplificam uma abordagem transdisciplinar que defende uma aliança global entre cuidado-cura e humanidade-Mãe Terra. Lotus Library é um fórum para que enfermeiros e demais pessoas deem voz a fenômenos que poderiam ser ignorados ou descartados, celebrando os mistérios da vida, morte, sofrimento, alegria, abraçando os milagres da existência.

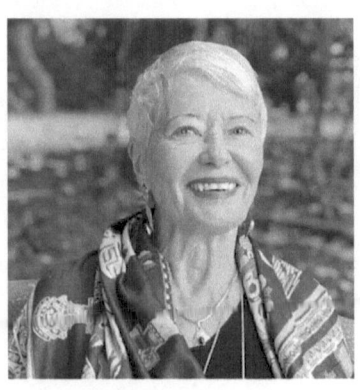

Sobre Jean Watson, Ph.D., RN, AHN-BC, FAAN, LL (AAN)

A Dra. Watson é Reitora Emérita e Ilustre Professora da University of Colorado, Denver, College of Nursing Anschutz Medical Center Campus, onde ela ocupou a primeira cadeira em Ciência do Cuidado por 16 anos. Ela é a fundadora do primeiro Center for Human Caring no Colorado e membro da Academia Americana de Enfermagem; ex-presidente da National League for Nursing e membro fundador da International Association in Human Caring e do International Caritas Consortium. Ela é fundadora e diretora da fundação sem fins lucrativos Watson Caring Science Institute (www.watsoncaringscience.org). Em 2013, a Dra. Watson foi indicada como uma 'Lenda Viva' na mais alta honraria da Academia Americana de Enfermagem. Ela recebeu 15 doutorados honorários, 12 dos quais foram concedidos por universidades estrangeiras.

Ela é autora e coautora de mais de 30 livros sobre cuidados. Seus livros mais recentes cobrem tópicos tão variados quanto medição empírica e pesquisa internacional sobre cuidados, filosofia pós-moderna de cuidado e cura, filosofia e ciência do cuidado e ciência unitária do cuidado como ciência sagrada e avanço global na alfabetização do cuidado. Seus livros, premiados com o 'Livro do Ano' pelo American Journal of Nursing, visam criar pontes entre paradigmas, bem como mostrar modelos de transformação para o presente e o futuro.

Para mais informações, visite nossa loja on-line: www.watsoncaringscience.org/the-caring-store

OUTROS LIVROS DA SÉRIE

Em espanhol:

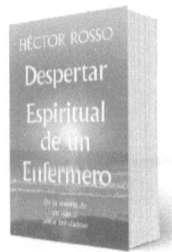
El Despertar Espiritual de un Enfermero: de la muerte de un hijo al amor bondadoso, por Héctor Rosso

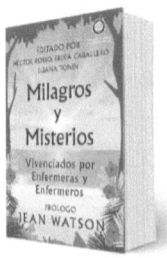
Milagros y Misterios, Editado por Héctor Rosso, Erika Cabellero, Luana Tonin

Em inglês:

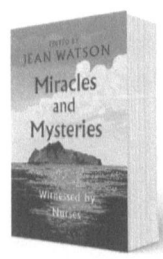
En inglés:
Miracles and Mysteries Witnessed by Nurses, edited by Jean Watson

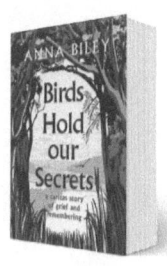

Birds Hold Our Secrets, by Anna Biley

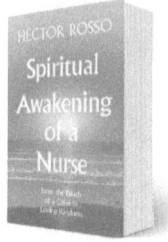

Spiritual Awakening of a Nurse, from the death of a child to loving kindness by Héctor Rosso

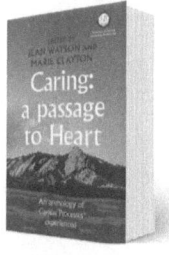

Caring a Passage to Heart, an anthology of caritas processes(R) experienced edited by Jean Watson and Marie Clayton

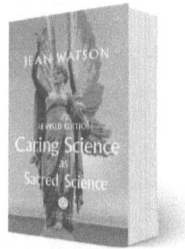

Caring Science as Sacred Science, by Jean Watson

Em português:

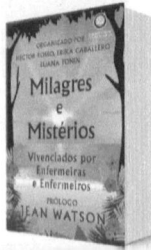

Milagres e Mistérios,
Vivenciados por Enfermeiras e
Enfermeiros,

www.ingramcontent.com/pod-product-compliance
Lightning Source LLC
LaVergne TN
LVHW041943070526
838199LV00051BA/2886